Chakra	Zentrales Thema	Drüse
ronen-Chakra hasrara-Chakra	Verbundenheit mit dem Universum, geistige Kraft, Spiritualität, Religiösität, Wissen, innere Schau	Ephiphyse
tirn-Chakra na-Chakra	Selbstbewusstsein, schöpferische Energie, Intuition, geistige Erkenntnis, Vorstellungskraft	Hypophyse
als-Chakra shuddha-Chakra	Kommunikation, Ichbewusstsein, Lern- und Konzentrationsfähigkeit, rationales Denken, Individualität	Schilddrüse, Nebenschilddrüse
erz-Chakra nahata-Chakra	Liebe, Gefühlswärme, Selbstwertgefühl, künstlerische Ausdruckskraft, Toleranz, Vergebung	Thymusdrüse
abel-Chakra anipura-Chakra	Ichgefühl, Emotionalität, Mitgefühl, Empathie, Sehnsucht, Durchsetzungsvermögen, Spontanität	Pankreas
akral-Chakra vadhisthana-Chakra	Körperbewusstsein, Vitalität, heilende Energie, Zeugungskraft, Begeisterung, weibliche Energie	Keimdrüsen
Wurzel-Chakra uladhara-Chakra	Lebenskraft, Selbsterhaltung, Ausdauer, Rythmus, Erd- und Naturverbundenheit, Urvertrauen, Durchhaltevermögen, Durchsetzungsvermögen	Nebennieren

W0231218

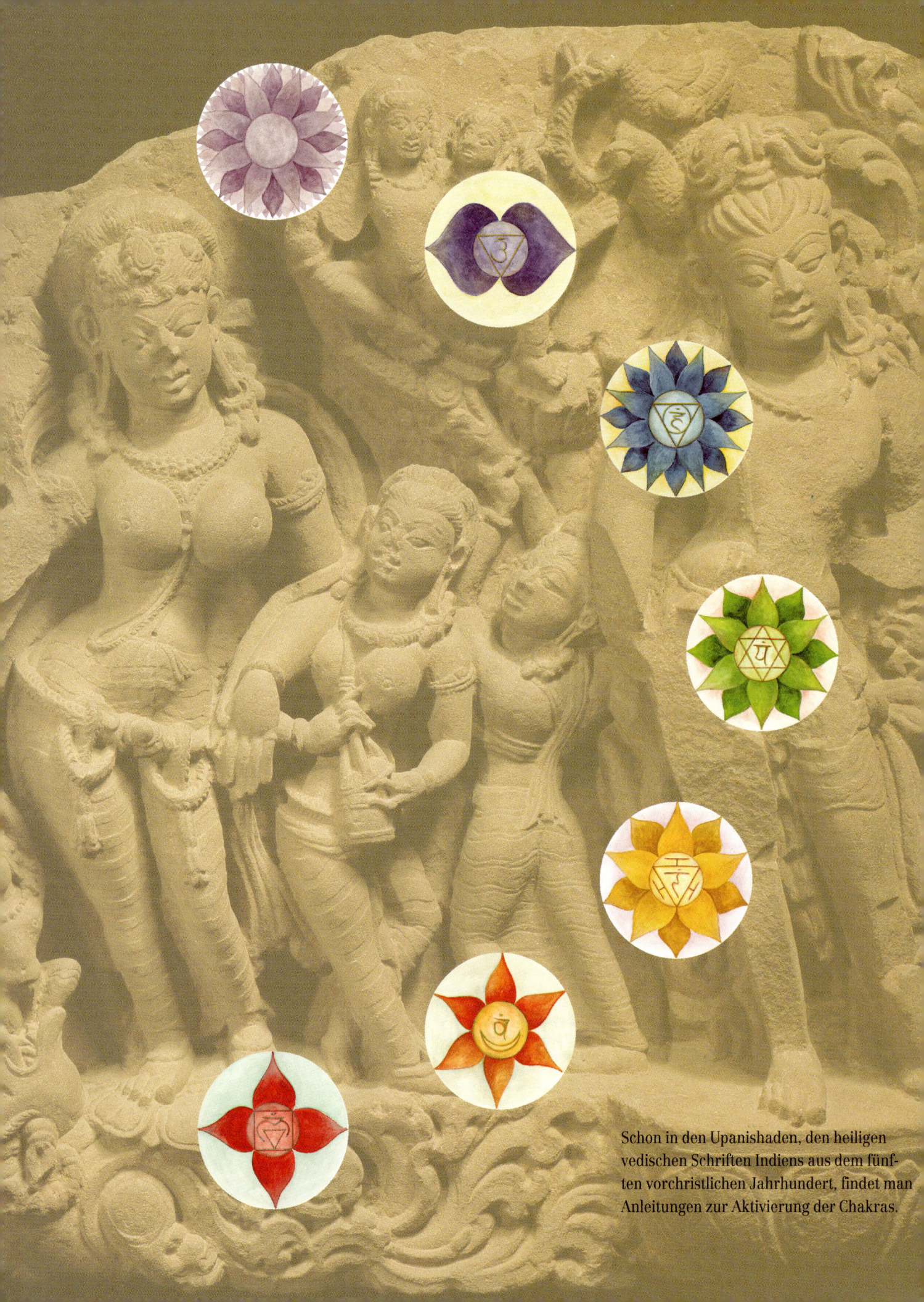

Schon in den Upanishaden, den heiligen vedischen Schriften Indiens aus dem fünften vorchristlichen Jahrhundert, findet man Anleitungen zur Aktivierung der Chakras.

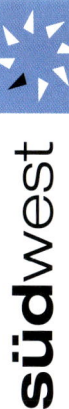

Kalashatra Govinda

Atlas der Chakras

Der Weg zu Gesundheit und spirituellem Wachstum

Inhalt

ist, der sollte dieses Chakra stärken. Welche Übungen, Edelsteine, Essenzen, Mantras oder Farben dabei helfen, erfahren Sie hier.

Verlieren Sie oft die Kontrolle über Ihre Gefühle, belasten Sie Ängste, neigen Sie zu Schlafstörungen? All dies lässt sich durch die hier vorgestellten Übungen, Heilmittel, Essenzen beheben, die das Nabel-Chakra harmonisieren.

Fühlen Sie sich einsam, fällt es Ihnen schwer, Kontakt zu anderen aufzunehmen, leiden Sie an Herzstörungen oder Atembeschwerden? Dann ist Ihr Herz-Chakra blockiert und sollte durch das in diesem Kapitel beschriebene Programm gestärkt werden.

Fühlen Sie sich häufig unsicher, fällt es Ihnen oft schwer, Gefühle in Worte zu fassen, neigen Sie zu Hals- oder Nackenschmerzen? Dann sollten Sie die in diesem Kapitel beschriebenen Mittel und Übungen nutzen, um diese Probleme zu überwinden.

Fehlt Ihnen die Richtung in Ihrem Leben, haben Sie Konzentrationsschwierigkeiten, leiden Sie häufig unter Kopfschmerzen? Dann muss das Stirn-Chakra wieder ins Gleichgewicht gebracht werden. Was dabei hilft, erfahren Sie hier.

Leiden Sie unter geistiger Erschöpfung, an chronischen Erkrankungen oder einer Immunschwäche? Fällt es Ihnen schwer, Entscheidungen zu treffen? Dann muss dieses Chakra wieder harmonisiert werden: Welche Übungen, Düfte und anderen Mittel dabei helfen, finden Sie in diesem Kapitel.

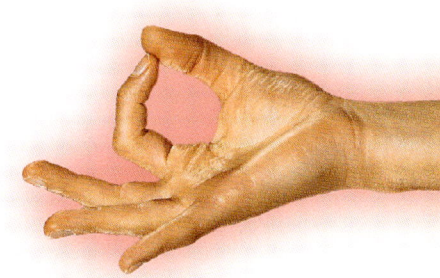

Dieses Mudra lenkt die Konzentration auf das Wurzel-Chakra.

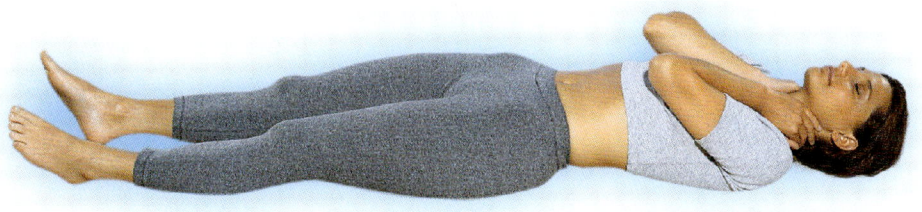

Bei der Harmonisierung des Hals-Chakras nehmen Sie die Lebensenergie Prana mit jedem Atemzug auf.

Einführung

Das Wort »Chakra« stammt aus dem Sanskrit und bedeutet Rad oder Wirbel. Chakras sind Energie- und Bewusstseinszentren im menschlichen Körper, die auch als Energiewirbel oder Kraftzentren bezeichnet werden. Erste Anleitungen zu ihrer Aktivierung tauchen bereits in den Upanishaden auf, den heiligen vedischen Schriften Indiens (um 500 v. Chr.; z. B. Schandilya Upanishad, Cudamini Upanishad).

Die Chakras sind keine materiellen, anatomisch festlegbaren Zentren, sondern vielmehr Energiewirbel der menschlichen Aura. Seher und Heiler in Indien und Tibet erlangten in meditativer Versenkung Wissen über diese feinstofflichen Energiezentren. Wenngleich die Überlieferung der Chakra-Lehre der Yogatradition zu verdanken ist, waren und sind die Chakras von besonders sensiblen Menschen unabhängig von der jeweiligen Kultur und Zeit erfahrbar.

Die Chakras durchstrahlen den Körper entsprechend ihrer Lage in verschiedenen Bereichen; sie beeinflussen Organfunktionen, Kreislauf, Hormontätigkeit, aber auch Emotionen und Gedanken. Dabei transformieren sie die kosmische Lebensenergie (Prana), von der der Mensch ständig durchdrungen ist. Sie wird in den Chakras aufgenommen, gesammelt und für körperliche, seelische und geistige Prozesse zur Verfügung gestellt.

Allen Chakras sind traditionell Farben, Symbole, Mantras (Klanglaute), Elemente und Gottheiten zugeordnet, die den energetischen Schwingungsfrequenzen des jeweiligen Energiewirbels entsprechen und seine esoterische Bedeutung zu entschlüsseln helfen.

Dieser Atlas verhilft Ihnen zum Verständnis der sieben Hauptchakras und gibt Anleitungen für eine harmonische Entwicklung Ihrer eigenen Kraftzentren.

Muladhara-Chakra

Bedeutung des Namens: Muladhara (Sanskrit: *mula* und *adhara*) = Wurzel und Stütze

Häufige Bezeichnungen: 1. Chakra, Wurzel-Chakra, Basiszentrum

Lageentsprechung: Steißbein, Beckenboden, zwischen Damm und Anus

Drüsenentsprechung: Nebennieren

Farbe: Rot

Mantra: LAM

Anzahl der Blütenblätter: 4; mit den Sanskritsilben *vam, am, sham, sam*

Zugehörige Götter: Brahma, Dakini

Symboltiere: Elefant, Stier, Ochse

Element: Erde

Symbol: Quadrat

Vokal: U

Sinnesfunktion: Riechen

Entsprechung in der Natur: Morgen- und Abendrot, rote Erde, Feuer

Planet: Merkur

Zentrale Themen: Überleben, Erden, Stabilität, Urvertrauen, materielle Sicherheit

Körperlicher Einflussbereich: Dickdarm, Enddarm, Knochen, Steißbein, Beine, Füße

Positive seelische Aspekte: Entfaltung der Lebensenergie, Lebenswille, Lebenskraft, Selbsterhaltung, Ausdauer, Rhythmus, Erd- und Naturverbundenheit, Urvertrauen, Durchhaltevermögen, Durchsetzungsvermögen

Negative seelische Aspekte: Selbstsucht, Triebhaftigkeit, Trägheit, existenzielle Ängste

Körperliche Hinweise auf Störungen: Darmerkrankungen, Verstopfung, Hämorrhoiden, Ischiasprobleme, Kreuzschmerzen, Krampfadern, Blasen- und Nierenprobleme, Prostataleiden, Knochenerkrankungen, Blutarmut, Blutdruckschwankungen

Seelische Hinweise auf Störungen: Ängste, Kraftlosigkeit, Depressionen, Mangel an Vertrauen, Orientierung an Sicherheit verleihenden Menschen

Das Muladhara-Chakra bildet die Basis und die Wurzel für das Chakra-Energiesystem. Über das Basiszentrum kann die Energie aus der Erde und der Natur aufgenommen und umgewandelt werden. Im Hinduismus wird das 1. Chakra traditionell durch vier Blütenblätter und das Quadrat (Symbol für die Erde) repräsentiert.

Der Yogalehre zufolge ruht die Kundalini-Energie (siehe Seite 12) im Wurzel-Chakra. Ist die Basis stabil, kann sich die Lebensenergie durch alle Chakras nach oben bewegen und die Persönlichkeitsentwicklung vorantreiben. Die rote Farbe, in der das Muladhara-Chakra erstrahlt, steht für starke Lebensenergie, Kraft und Leidenschaft.

Zentrales Thema

Das Wurzel-Chakra weist auf Themen wie Sicherheit, Stabilität, Überleben und Verwurzelung hin. Es nährt Körper, Seele und Geist mit Lebensenergie und sichert das Überleben; Selbsterhaltung und Arterhaltung hängen damit zusammen.

Ein gut funktionierendes, frei schwingendes Muladhara-Chakra ermöglicht es dem Menschen, mit beiden Beinen auf dem Boden zu stehen und seine Persönlichkeit in einer Weise zu entwickeln, die ihm die höchstmögliche Absicherung in der Welt gewährleistet. Materielle Fülle, eine geglückte Berufswahl, eine gesicherte Heimat und stabile Familienverhältnisse sind die sichtbaren Früchte eines energiegeladenen Wurzel-Chakras. Entsprechend weist der Elefant als Symboltier des Muladhara-Chakras auf Wohlstand, Sicherheit, Fülle und innere Kraft hin.

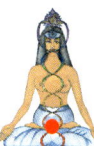
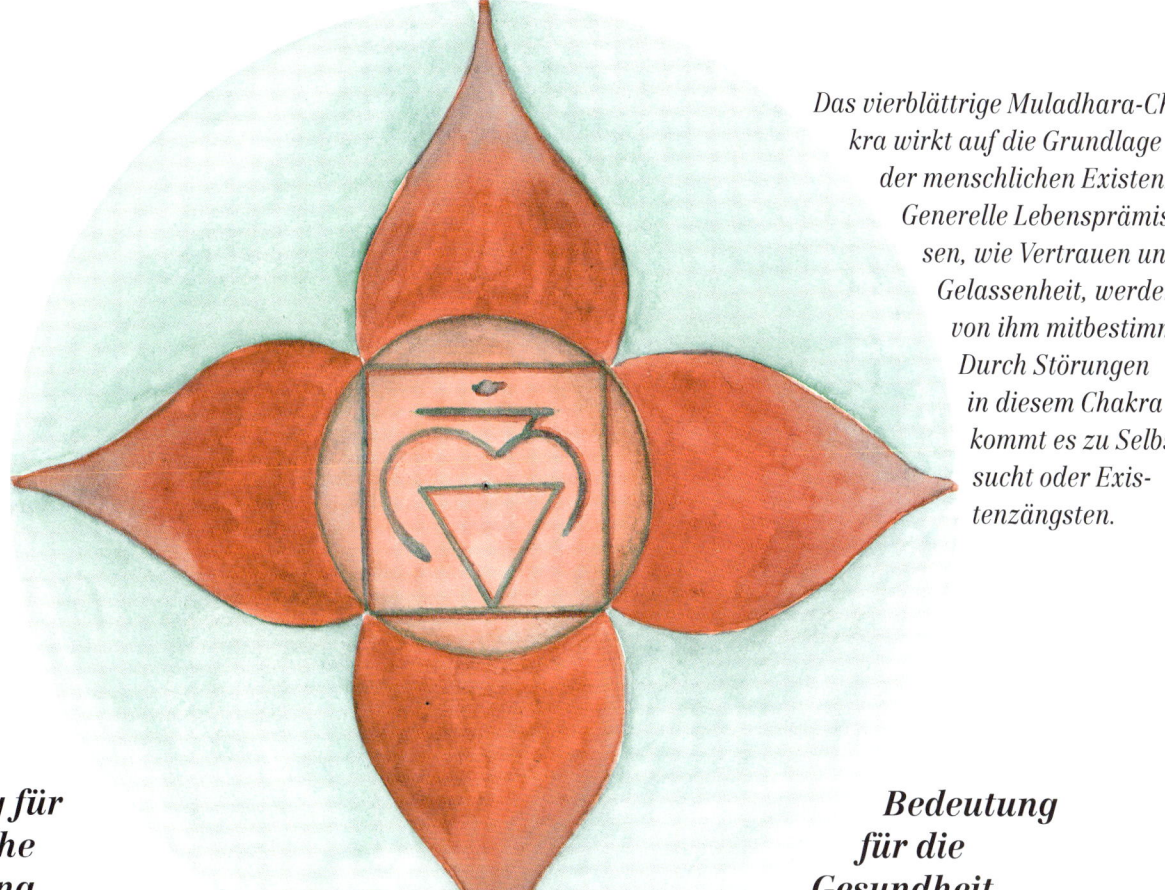

Das vierblättrige Muladhara-Chakra wirkt auf die Grundlage der menschlichen Existenz. Generelle Lebensprämissen, wie Vertrauen und Gelassenheit, werden von ihm mitbestimmt. Durch Störungen in diesem Chakra kommt es zu Selbstsucht oder Existenzängsten.

Bedeutung für die seelische Entwicklung

Jede Blockade im Bereich des Muladhara-Chakras gefährdet die gesunde Beziehung zur Erde und zur Natur. Die fortschreitende Technisierung der Umwelt führt dazu, dass der Mensch sich mehr und mehr von seinem natürlichen Ursprung abschneidet. Energiemangel, Antriebslosigkeit, Unsicherheit und ein Mangel an Vertrauen in das Dasein sind die Folge eines geschwächten Basiszentrums. Doch auch Überlebenskämpfe, ein übersteigerter Materialismus, Gier, Selbstsucht und die aggressive Durchsetzung egoistischer Interessen und Ziele deuten auf ernsthafte Störungen der natürlichen, gesunden Basis hin.

Wer sich bemüht, sein 1. Chakra zu entfalten, dem gelingt es, besseren Kontakt zur tragenden und energiespendenden Erde aufzunehmen. Das Körperbewusstsein verbessert sich,

das Gefühl für die eigenen Bedürfnisse wird deutlicher, die ständige Suche nach Ersatzbefriedigungen wird zunehmend überwunden.

Durch die Förderung des Energiestroms im Muladhara-Chakra entstehen Standfestigkeit, Gelassenheit und Urvertrauen. Gleichzeitig kann Fehlentwicklungen in Form von Ängsten und Kraftlosigkeit auf der einen und Aggressionen und Selbstsucht auf der anderen Seite entgegengewirkt werden.

Regelmäßige Meditationen über das Muladhara-Chakra und die tragende, bergende Energie der Erde führen allmählich zu einer Lebenshaltung, die von Stabilität, Urvertrauen und Gelassenheit geprägt ist. Die natürliche Basis wird wiedergewonnen.

Bedeutung für die Gesundheit

Das Wurzel-Chakra hat seinen Sitz im Beckenbodenbereich. Es versorgt Dickdarm, Knochen, Beine und Füße mit Energie. Entsprechend zeigt sich ein gesundes Muladhara-Chakra auf körperlicher Ebene durch stabile Knochen und Zähne, aber es äußert sich auch durch eine gute Dickdarmfunktion und optimale Ausscheidung. Generell werden sogar die Blutqualität und der Ischiasnerv von ihm beeinflusst.

Die bewusste Entwicklung des 1. Chakras durch spezielle Übungen schützt gegen Darmerkrankungen, Verstopfung und Durchfall. Auch Kreuzschmerzen und Knochenerkrankungen wie beispielsweise Osteoporose (Knochenschwund) können dadurch vermieden oder gelindert werden. Ein starkes Basiszentrum unterstützt sogar Heilungsprozesse in allen diesen Bereichen.

Svadhisthana-Chakra

Bedeutung des Namens: Svadhisthana = Süße

Häufige Bezeichnungen: 2. Chakra, Sakral-Chakra, Geschlechtszentrum

Lageentsprechung: Kreuzbeingegend, oberhalb der Geschlechtsorgane

Drüsenentsprechung: Keimdrüsen, Eierstöcke, Hoden

Farbe: Orange

Mantra: VAM

Anzahl der Blütenblätter: 6; mit den Sanskritsilben *bam, bham, mam, yam, ram, lam*

Zugehörige Götter: Vishnu, Rakini

Symboltiere: Fisch, Meereslebewesen, Krokodil

Element: Wasser

Symbol: Mondsichel

Vokal: Geschlossenes O

Sinnesfunktion: Schmecken

Entsprechung in der Natur: Mondlicht, fließendes Wasser

Planet: Venus

Zentrale Themen: Sexualität, Fortpflanzung, Kreativität, Selbstbewusstsein

Körperlicher Einflussbereich: Keimdrüsen, Geschlechts- und Unterleibsorgane, Kreuzbein, Beckenraum, Gebärmutter, Nieren, Blase, Blutkreislauf, Körperflüssigkeiten

Positive seelische Aspekte: Körperbewusstsein, Vitalität, Kreativität, heilende Energie, Zeugungskraft, Leidenschaft, Lebensfreude, weibliche Energie

Negative seelische Aspekte: Lustabhängigkeit, Triebhaftigkeit, Aggressivität, Zwanghaftigkeit, Zerstörungswut, Schuldgefühle, Verlustängste, Eifersucht

Körperliche Hinweise auf Störungen: Menstruationsbeschwerden, Prostataerkrankungen, Impotenz, Frigidität, Nieren- oder Blasenprobleme, Harnwegsinfektionen, Erkrankungen von Blut und Lymphe

Seelische Hinweise auf Störungen: Kraftlosigkeit, schöpferische Krisen, sexuelle Unlust, depressive Verstimmungen, Suchtverhalten

Das Svadhisthana-Chakra ist das energetische Zentrum der Sexualität und Lebensfreude. »*Svadhisthana*« bedeutet Süße und weist im Sanskrit auf körperliche und sinnliche Freuden hin. Das 2. Chakra wird durch das Element Wasser repräsentiert. Wasser symbolisiert Beweglichkeit, Flexibilität und deutet auf den »Fluss des Lebens« und im Zusammenhang mit rituellen Waschungen, der Taufe usw. auch auf Reinigung und Religiosität hin. Ebenso wie das Wasser steht das Grundsymbol für das Sakral-Chakra, die Mondsichel, für das Weibliche. Sie stellt den Kontakt zum Unterbewussten her. Das 6-blättrige Svadhisthana-Chakra erstrahlt in Orange, der Farbe der aktivierenden Impulse, die die Kreativität und Lebenslust steigern.

Zentrales Thema

Als Zentrum der weiblichen Energie ermöglicht das 2. Chakra Fortpflanzung, Geburt und Neuschöpfung. Zu seinen wichtigsten Themen zählen: Sexualität, Kreativität, schöpferische Lebensenergie und Sinnlichkeit. Das Svadhisthana-Chakra hängt thematisch mit der Polarität der Aspekte Mann/Frau, Sonne/Mond usw. zusammen. Der Umgang mit dem 2. Chakra spielt in esoterischen Traditionen eine große Rolle. Im Tantra-Yoga dienen bewusst eingesetzte, kontrollierte Sexualpraktiken dazu, die gewöhnliche, triebgesteuerte Sexualität zu transformieren. Damit soll die kosmische Vereinigung der beiden Pole herbeigeführt werden, die sich stets hinter sexueller Anziehung verbirgt.

Wirkung der Chakras auf die Drüsenfunktion

Die sieben Chakras haben unmittelbaren Einfluss auf die Drüsen- und Hormontätigkeit. Je nach Lage schützen sie die Drüsen vor Fehlfunktion und Erkrankung.

1. Chakra (Muladhara) – Nebennieren
Über die Nebennieren wirkt dieses Chakra auf die körpereigene Kortisonbildung und die Adrenalin- und Noradrenalinproduktion. Es beeinflusst die Stressbelastbarkeit und die Allergieempfindlichkeit.

2. Chakra (Svadhisthana) – Hoden, Eierstöcke
Von der Funktion der Keimdrüsen hängt die Produktion von Keimzellen und Geschlechtshormonen ab. Über seinen Einfluss auf die Keimdrüsen wirkt das 2. Chakra auch auf Stimmungen und Gefühle.

3. Chakra (Manipura) – Bauchspeicheldrüse
Das Manipura-Chakra steht mit der Bauchspeicheldrüse in Zusammenhang. Diese liefert zahlreiche Verdauungsenzyme, bildet Insulin und beeinflusst die Regulation des Kohlenhydratstoffwechsels.

4. Chakra (Anahata) – Thymusdrüse
Die vom Anahata-Chakra beeinflusste Thymusdrüse spielt eine wichtige Rolle für die Immunabwehr. Das 4. Chakra wirkt indirekt auf die Ausreifung der Lymphozyten.

5. Chakra (Vishuddha) – Schilddrüse
Das Vishuddha-Chakra wirkt auf die Funktion von Schilddrüse und Nebenschilddrüse. Somit unterstützt es Stoffwechsel und Energiehaushalt und beeinflusst das Nervensystem. Es reguliert den Kalziumhaushalt, der für Knochen und Zähne wichtig ist.

6. Chakra (Ajna) – Hirnanhangsdrüse
Das Ajna-Chakra wirkt sich auf die Funktion der Hirnanhangsdrüse aus. Diese steuert das gesamte endokrine Drüsensystem und beeinflusst Immun- und Nervensystem wie auch die Psyche.

7. Chakra (Sahasrara) – Zirbeldrüse
Im Sahasrara-Chakra wird die Funktion der Zirbeldrüse stimuliert. Diese steuert die Lichtaufnahme und reguliert den Schlafwach-Rhythmus. Störungen können Schlaflosigkeit und Depressionen auslösen.

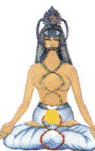
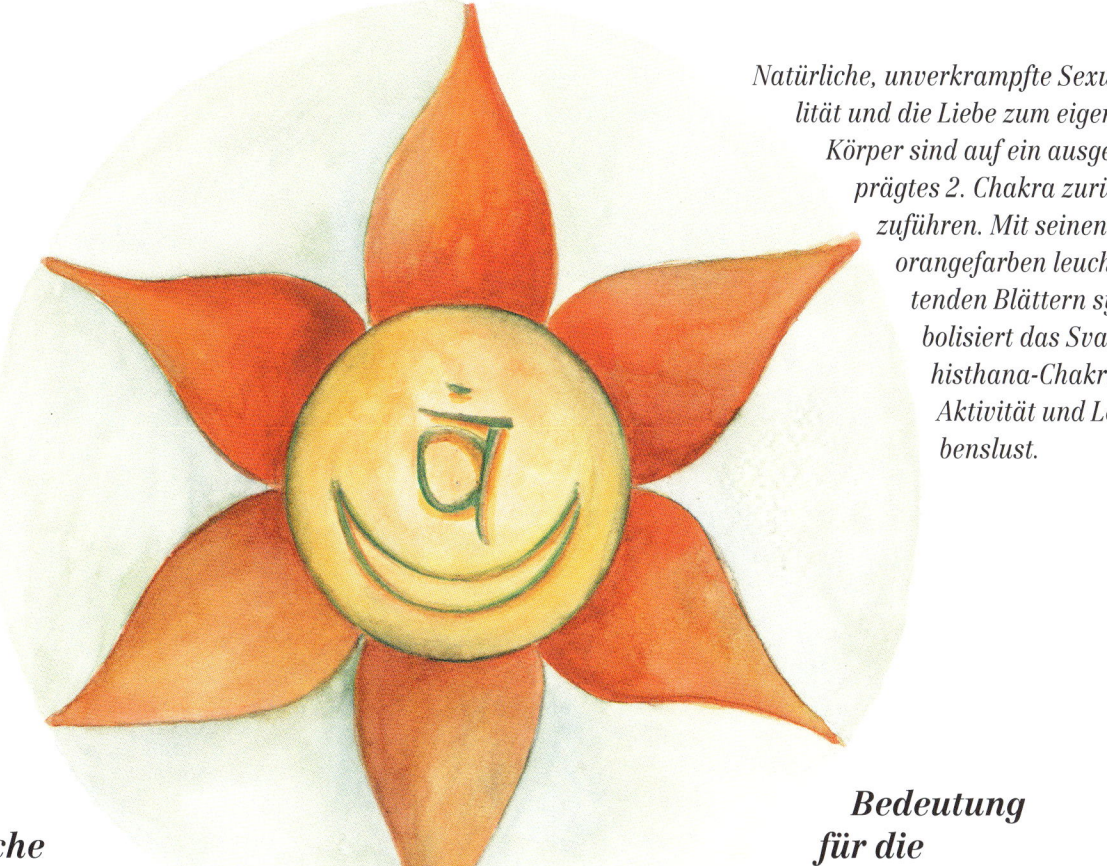

Natürliche, unverkrampfte Sexualität und die Liebe zum eigenen Körper sind auf ein ausgeprägtes 2. Chakra zurückzuführen. Mit seinen orangefarben leuchtenden Blättern symbolisiert das Svadhisthana-Chakra Aktivität und Lebenslust.

Bedeutung für die seelische Entwicklung

Im Svadhisthana-Chakra will sich die Lebensenergie entwickeln. Lebenslust, Sinnlichkeit und schöpferische Energie sind Anzeichen für diese »Lust zur Entfaltung«. Ein stabiles Sakral-Chakra sorgt für eine gesunde Beziehung zur eigenen Sexualität: Leidenschaften und Emotionen werden nicht unterdrückt, sondern können sich frei entfalten. Der eigene Körper wird bewusst angenommen und trotz kleiner Schwächen und Fehler geliebt. Auch die erotische Beziehung zum Partner ist erfüllend und von Hingabe geprägt.

Strömt die Lebensenergie im 2. Chakra ausgeglichen, kann der Mensch sein kreatives Potenzial voll entfalten. Selbstsicherheit, Vitalität, Lebenslust und Anziehungskraft auf andere deuten auf ein aktives Sakral-Chakra hin. Fehlentwicklungen treten auf, wenn es zu einer Überbetonung oder Unter-

versorgung der sexuellen Energie im Svadhisthana-Chakra kommt. Die bewusste Arbeit an diesem Chakra schützt vor Triebhaftigkeit, unerfüllter Sehnsucht und damit zusammenhängender Suchtgefährdung, Eifersucht, Ängsten und einer unbefriedigenden Sexualität.

Die Bedeutung der Sexualität für die seelische Entwicklung ist kaum zu unterschätzen – viele seelische Probleme haben eine sexuelle Wurzel. In Indien ist dies schon seit Jahrtausenden bekannt, und die Gelehrten wissen um die Bedeutung eines ausgeglichenen Svadhisthana-Chakras. Auch der Arzt und Begründer der Psychoanalyse, Sigmund Freud, erkannte, welch wichtige Rolle die Sexualität für das gesamte Seelenleben spielt.

Bedeutung für die Gesundheit

Das Svadhisthana-Chakra reguliert die Funktion von Hoden, Prostata und Eierstöcken; es beeinflusst die Körperflüssigkeiten – Blutstrom, Lymphe, Samenflüssigkeit, Urin usw. Ein starkes Geschlechtszentrum schützt vor Erkrankungen im Bereich der Fortpflanzungsorgane, aber auch vor Menstruationsbeschwerden, Impotenz, Nieren- und Blasenleiden sowie Hüft- und Rückenbeschwerden.

Das Svadhisthana-Chakra ist jedoch vor allem aufgrund seiner Bedeutung für die Vitalität so wichtig für die Gesundheit. Es liefert die Energie, die eine Grundlage für das reibungslose Funktionieren aller körperlichen Prozesse ist. Ein ausgeglichenes Sakral-Chakra verleiht die Lebensfreude, die eine Grundvoraussetzung nicht nur für das seelische Wohlbefinden ist, sondern für alle vitalen Vorgänge und eine stabile organische Gesundheit.

Manipura-Chakra

Bedeutung des Namens: Manipura = leuchtendes Juwel

Häufige Bezeichnungen: 3. Chakra, Nabel-Chakra, Solarplexuszentrum

Lageentsprechung: oberhalb des Nabels, Magenbereich, zwischen dem ersten Lendenwirbel und zwölften Brustwirbel

Drüsenentsprechung: Bauchspeichel-drüse

Farbe: Gelb, Goldgelb

Mantra: RAM

Anzahl der Blütenblätter: 10; mit den Sanskritsilben *da, dha, na, ta, tha, da, dha, na, pa, pha*

Zugehörige Götter: Lakini, Agni, Rudra

Symboltier: Widder

Element: Feuer

Symbol: Dreieck

Vokal: Offenes O

Sinnesfunktion: Sehen

Entsprechung in der Natur: Sonnenlicht, gelbe Kornfelder, offenes Feuer

Planet: Mars

Zentrale Themen: Gefühle, Willenskraft, Macht, Selbstkontrolle, Persönlichkeit, Verteilung der Lebensenergie im Körper

Körperlicher Einflussbereich: Bauchspeicheldrüse, Magen, Gallenblase, Leber, Milz, Dünndarm, Bauchhöhle, vegetatives Nervensystem

Positive seelische Aspekte: Ichgefühl, Emotionalität, Mitgefühl, Empathie, Sensibilität, Sehnsucht, Durchsetzungsvermögen, Spontaneität

Negative seelische Aspekte: Gefühlskälte, Sentimentalität, Selbstmitleid, Eifersucht, Machtbesessenheit, Rücksichtslosigkeit, Aggressivität

Körperliche Hinweise auf Störungen: Magenbeschwerden, Erkrankungen von Leber, Milz und Gallenblase, Verdauungsstörungen, Rückenschmerzen im Lendenwirbelsäulenbereich, Nervenerkrankungen, Diabetes, Übergewicht, Arthritis

Seelische Hinweise auf Störungen: Gereiztheit, Wut, Ängste, Schlafstörungen, Alpträume, Unsicherheit, Autoritätsangst, mangelnde Selbstachtung, Essstörungen

Im Sanskrit heißt das 3. Chakra Manipura, was mit »der leuchtende Juwel« oder auch »mit Edelsteinen gefüllt« übersetzt werden kann. Der Yogalehre zufolge ist das Manipura-Chakra der entscheidende Energiespeicher, von dem aus die Lebensenergie Prana (siehe Kasten) im ganzen Körper verteilt wird.

Das 10-blättrige Chakra erstrahlt gelb und ist dem Element Feuer zugeordnet, was auf die belebende Energie dieses Zentrums hindeutet. Sein Symboltier ist der Widder, der oft auch als das Reittier des Feuergottes (Agnis) dargestellt wird. Das Manipura-Chakra ist auch der Ursprung der 72 000 Nadis, feinstofflicher Energiebahnen, die sich vom Nabel aus im ganzen Körper verteilen (siehe Seite 10).

Zentrales Thema

Das Nabel-Chakra repräsentiert die Aspekte Willen, Gefühle, Macht und Identität. Für die Persönlichkeitsentwicklung und die Reifung eines gesunden Ichs, das sich in der Welt durchsetzen kann, spielt es eine große Rolle. Das Manipura-Chakra stellt gewissermaßen den Antriebsmotor für die Gedanken, Gefühle und Wünsche der Person dar. Es hängt mit der Fähigkeit zusammen, sich selbst kennen zu lernen und sich seiner persönlichen Interessen bewusst zu werden. Die Energie des Nabel-Chakras zeigt sich in der Freude an Tätigkeiten, die die freie Entfaltung der eigenen Neigungen und Begabungen ermöglichen, in Bewegung, Emotion und Lebendigkeit, in dem Wunsch, neue Erfahrungen zu sammeln.

Doch das dem Feuerelement zugehörige Manipura-Chakra hängt nicht nur mit dem Thema »Energie und Lebendigkeit« zusammen, sondern bringt auch Werte wie Mitgefühl und menschliche Wärme zum Ausdruck. Schließlich hat das 3. Chakra einen starken Einfluss auf die Umwandlung der Nahrung und des Sauerstoffs in Lebensenergie.

Prana, die universelle Lebensenergie

Bei der Chakra-Arbeit geht es vor allem darum, Lebensenergie im Körper zu speichern, um die persönliche Entwicklung und die Gesundheit zu fördern. In diesem Zusammenhang kommt ein Begriff aus der Yogatradition zum Tragen, Prana. Mit diesem Ausdruck wird die Urkraft aller Naturerscheinungen bzw. die universelle Lebensenergie bezeichnet.

Der Mensch ist ständig von Prana umgeben; Prana belebt nicht nur den Körper, sondern auch Seele und Geist. Für Ungeübte ist die ursprüngliche Lebensenergie nicht ohne weiteres erfahrbar, wenngleich ihre Auswirkungen in der Natur als Licht, Wärme, Magnetismus usw. leicht zu erkennen sind. Im Köper manifestiert sich Prana als die Kraft, die das Herz schlagen lässt, den Blutkreislauf in Gang hält, Stoffwechselprozesse und die Erneuerung von Zellen ermöglicht.

Durch die Entwicklung der Chakras kann der menschliche Energiekörper mit Prana aufgeladen werden. Die universelle Lebensenergie lässt sich besonders leicht im Solarplexuszentrum speichern und kann von dort durch bewusste Lenkung in sämtliche Körperbereiche geleitet werden.

Obwohl sich der Körper durch Schlaf, Licht, Wärme, Nahrung und die Atmung auf ganz natürliche Weise mit Prana auflädt, kann die Lebensenergie zusätzlich bewusst gesteigert werden. Neben Meditations- und Visualisierungsübungen dient dazu besonders das Pranayama, die bewusste Lenkung der Lebensenergie mittels verschiedener Atemtechniken. Die Übungen, die Sie im Praxisteil kennen lernen werden, dienen allesamt dazu, die kosmische Lebensenergie anzuregen und zu speichern.

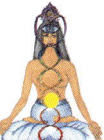
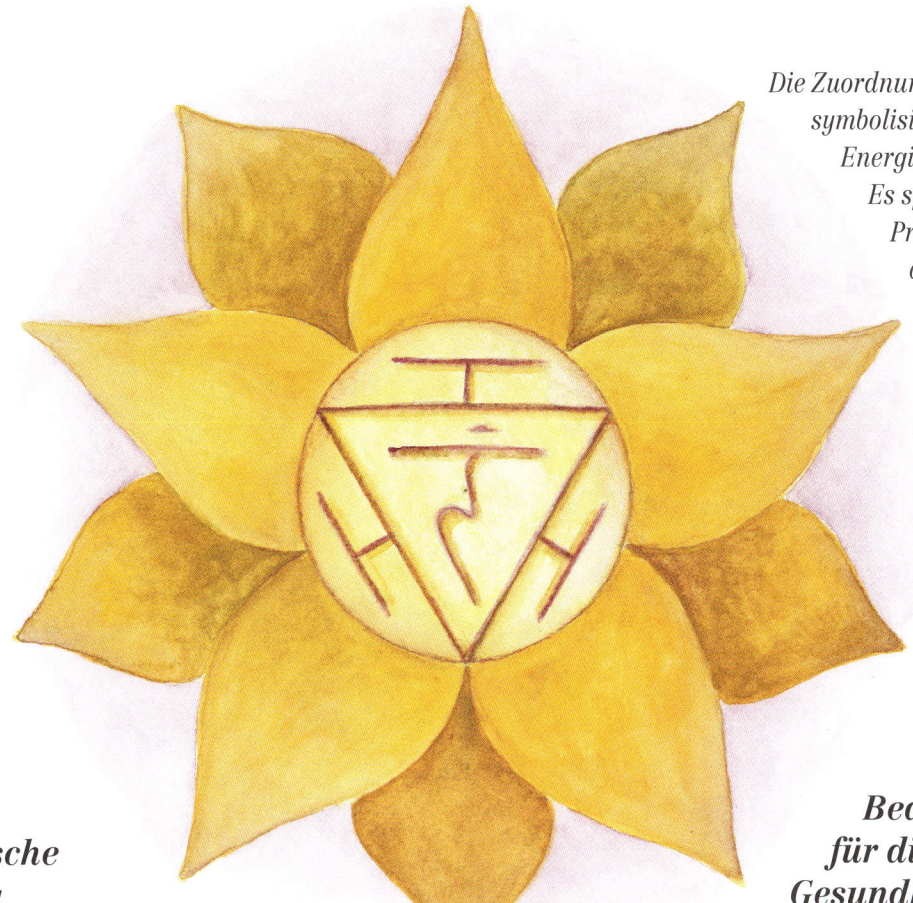

Die Zuordnung zum Element Feuer symbolisiert die belebende Energie des Nabel-Chakras. Es speichert nicht nur Prana, sondern bildet auch den Ursprung der Nadis. Primär wirkt es auf die Entwicklung einer selbstbewussten Persönlichkeit.

Bedeutung für die seelische Entwicklung

Ein gesund entwickeltes Manipura-Chakra ermöglicht den Aufbau einer starken Ich-Kraft, die nötig ist, um selbstbestimmt leben und seine Ziele im Leben ausdauernd verfolgen zu können. Menschen mit einem starken Nabel-Chakra strahlen Selbstbewusstsein und Tatkraft aus. Sie besitzen die Ausdauer und Geduld, die man braucht, um schwierige Lebensphasen zu überstehen. Aber trotz des Bewusstseins ihrer persönlichen Macht und Stärke erhalten sie sich ein hohes Maß an Sensibilität und Mitgefühl gegenüber anderen und gehen nicht mit den Ellbogen durch das Leben.

Energieüberschüsse im Manipura-Chakra können sich in negativen Charakterzügen, wie Machtbesessenheit, Eifersucht, übertriebenem Ehrgeiz, Neid, Aggression und Zerstörungswut, äußern. Ein Mangel an Energie führt hingegen zu Unsicherheit, fehlender Orientierung im Leben, Selbstmitleid und Sentimentalität. Mit der konzentrierten Arbeit am Nabel-Chakra trägt man dazu bei, sein Leben aktiv in die Hand nehmen zu können, anstatt sich von den Umständen und Mitmenschen »leben zu lassen.«

Somit bildet ein ausgeglichenes Manipura-Chakra die Grundvoraussetzung für den Erfolg im Leben – ganz gleich, wie man Erfolg für sich selbst definiert. Menschen, deren Nabel-Chakra harmonisch entwickelt ist, erreichen ihre Ziele durch die Kraft, die aus ihrer Mitte kommt und sie alle auftauchenden Hindernisse mit der Leichtigkeit des auf sich selbst Vertrauenden überwinden lässt.

Bedeutung für die Gesundheit

Das Manipura-Chakra regelt die Verdauungsvorgänge und wirkt sich auf die Funktionen von Unterleib, Magen, Leber und Milz aus. Magengeschwüre, Gastritis, Sodbrennen und ein Druckgefühl auf dem Magen deuten ebenso auf Störungen des Nabel-Chakras hin wie ihre psychologischen Entsprechungen – etwa das Gefühl, »eine Sache nicht verdauen zu können«, oder Situationen, die einem »auf den Magen schlagen«.

Ein stabiles 3. Chakra sorgt für eine gute und schnelle Verdauung von Lebensmitteln und auch dafür, dass aufgenommene Eindrücke optimal verarbeitet werden. Es verhilft zu einem regelmäßigen, tiefen Schlaf und einem starken Nervenkostüm. Der langfristige Konsum von Reizstoffen wie Koffein oder Alkohol kann die Funktion des Manipura-Chakras stören.

Anahata-Chakra

Bedeutung des Namens: Anahata = nicht angeschlagen, nicht beschädigt

Häufige Bezeichnungen: 4. Chakra, Brustzentrum, Herz-Chakra

Lageentsprechung: Brustwirbelsäule, auf Herzhöhe, in der Brustmitte

Drüsenentsprechung: Thymusdrüse

Farbe: Grün, Rauchfarbe

Mantra: YAM

Anzahl der Blütenblätter: 12; mit den Sanskritsilben *kam, kham, gam, gham, ngam, cham, chham, jam, jham, nyam, tam, than*

Zugehörige Götter: Isa, Kakini

Symboltiere: Antilope, Taube, Vögel

Element: Luft

Symbol: Davidstern

Vokal: A

Sinnesfunktion: Tasten

Entsprechung in der Natur: Wald, unberührte Natur, Wiesen und Felder

Planet: Jupiter

Zentrale Themen: Liebe, Menschlichkeit, Mitgefühl, Zuneigung, Geborgenheit

Körperlicher Einflussbereich: Herz, Lunge, Kreislauf, Blut, Haut, Hände, Arme, obere Rückenpartie, Brustkorb, Lunge, Bronchien

Positive seelische Aspekte: Nächstenliebe, Gefühlswärme, Gruppenbewusstsein, Selbstwertgefühl, künstlerische Ausdruckskraft, Toleranz, Offenheit, gesunde Abgrenzung

Negative seelische Aspekte: Eigenliebe, Überheblichkeit, Lieblosigkeit, Härte, Verbitterung

Körperliche Hinweise auf Störungen: Herzbeschwerden, Schmerzen im Brustbereich, Bluthochdruck, niedriger Blutdruck, Lungenerkrankungen, Atembeschwerden, Erkältungen, Rückenschmerzen im Bereich der Brustwirbelsäule, Schulterschmerzen

Seelische Hinweise auf Störungen: Gefühlskälte, Einsamkeit, Isolation, Kontaktschwierigkeiten, Feindseligkeit, zu schwache Abgrenzung

Das Herz ist von jeher Symbol der Liebe. Das Herz-Chakra – im Sanskrit als Anahata-Chakra bezeichnet – bildet die Menschenmitte und verbindet die unteren drei Chakras, die mit den Instinkten zusammenhängen, mit den oberen drei Chakras des höheren, menschlichen Bewusstseins. Das 12-blättrige Herz-Chakra repräsentiert die universelle Liebe, die sowohl im Bhakti-Yoga, dem Weg der Hingabe und Demut, wie auch im christlichen Aspekt der Nächstenliebe eine Rolle spielt.

Von den menschlichen Sinnen her wird das Anahata-Chakra mit dem Tastsinn in Zusammenhang gebracht, der Berührung und Heilung ermöglicht. In Abbildungen reitet Vayu, der Gott des Windes, auf der Antilope, einem Symboltier des 4. Chakras, was auf das Element Luft und die Atmung hindeutet.

Im Symbol für das Herz-Chakra, dem Davidstern, verschmilzt das nach oben gerichtete mit dem nach unten gerichteten Dreieck. Ersteres repräsentiert Shiva, den männlichen Gott, der das Bewusstsein versinnbildlicht, das zweite Shakti, die göttliche Urmutter, die für Energie steht.

Zentrales Thema

Das Anahata-Chakra ist das energetische Zentrum der Liebe, des Mitgefühls, der Menschlichkeit und Geborgenheit. Es ermöglicht den liebevollen, unterstützenden Kontakt zum Du und führt vom Ich-Bewusstsein zum Wir-Bewusstsein. Über das Herz-Chakra ist es möglich, Verbindungen zu anderen Menschen aufzunehmen, ohne dabei egoistische Interessen im Auge zu haben. Selbstlose Liebe im Sinne christlicher Nächstenliebe, aber auch in Form des vom Buddhismus gepredigten Mitgefühls gegenüber allen Wesen zu entwickeln ist die Hauptaufgabe, die in der Entfaltung des 4. Chakras verborgen liegt. Jede Form der Liebe ermöglicht ein Überschreiten der eigenen Grenzen. Doch selbst die Liebe zu den eigenen Kindern trägt egoistische Züge und dient der Sicherung der eigenen Person in der Welt. Im Gegensatz dazu erwächst die Liebe, die keinen Unterschied zwischen persönlicher Sympathie oder Antipathie macht, durch eine große Kraft und Offenheit, wie sie nur in Zusammenhang mit einem gefestigten Herz-Chakra auftreten.

Die Nadis

Esoterische Traditionen weisen von jeher darauf hin, dass der Mensch nicht nur ein körperliches, sondern vor allem ein energetisches Wesen ist. Die Lebensenergie Prana nährt Körper, Seele und Geist. Nach der Yogalehre strömt Prana in feinen Energiekanälen, den Nadis (Sanskrit: nad = fließen).

Das Anregen des Energieflusses in den Nadis ist eines der Hauptanliegen der Yogapraxis. In der Tradition wird von 72 000 Nadis ausgegangen, die ein feines Energienetz bilden. Dieses Netz deckt – vom Nabel-Chakra aus – den ganzen Körper ab. Für die Praxis sind allerdings lediglich die drei Hauptnadis Ida, Pingala und Sushumna von Bedeutung.

Diese drei Verbindungsbahnen müssen gut ausgeprägt sein, um die Energie zwischen den Chakras zu transportieren.

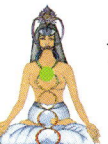

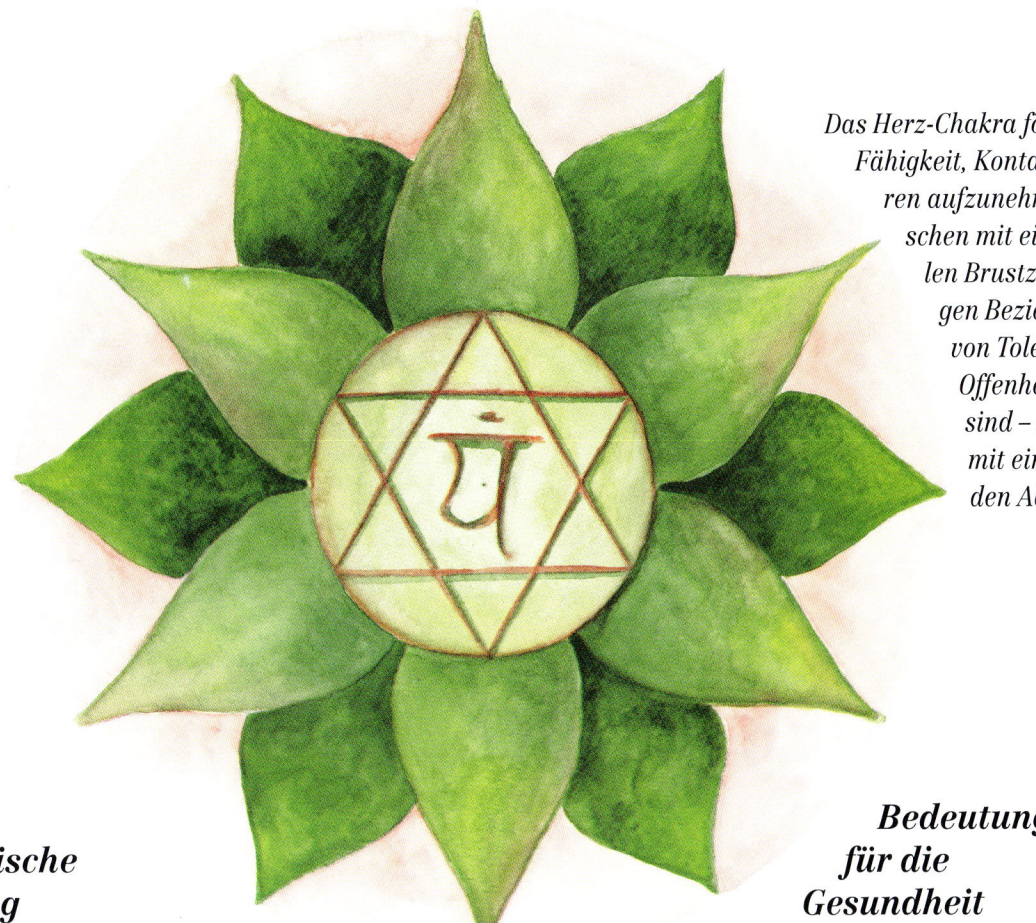

Das Herz-Chakra fördert die Fähigkeit, Kontakt zu anderen aufzunehmen. Menschen mit einem stabilen Brustzentrum pflegen Beziehungen, die von Toleranz und Offenheit geprägt sind – verbunden mit einer gesunden Abgrenzung.

Bedeutung für die seelische Entwicklung

Fließt die Energie im Herz-Chakra kräftig und ungehindert, ist der Mensch zur Kommunikation von Herz zu Herz fähig. Dies bedeutet, dass man dem anderen unbefangen und ohne Verkünstelungen und Selbstverstellung begegnet. Offenheit und Toleranz gegenüber anderen Ideen und Kulturen sind dabei ebenso selbstverständlich wie gesunde Du-Beziehungen. Ein stabiles Anahata-Chakra macht es leicht, Verantwortung für andere zu übernehmen – für den Partner, die Kinder, Verwandte und Freunde.

Die bewusste Entfaltung des 4. Chakras durch entsprechende Übungen und Verhaltensweisen schafft die wichtigste Grundvoraussetzung für den liebe- und vertrauensvollen Kontakt zum Mitmenschen, nämlich sich selbst anzunehmen und zu lieben. Denn wenn man sich selbst nicht lei-

den kann und nicht akzeptiert, wie sollte einem dies dann bei anderen gelingen?

Störungen im Funktionsbereich des Herz-Chakras drücken sich in Form von übertriebenem Egoismus, Isolation und einem Ungleichgewicht von Geben und Nehmen aus. Doch auch ein Mangel an Abgrenzung und das Sich-Auflösen im Du sind deutliche Indizien für eine geschwächtes Anahata-Chakra.

Ist das Anahata-Chakra also harmonisch entwickelt, so kann die emotionale Nähe zu anderen entstehen, die für ein friedliches Miteinander und ein verbindendes Voneinander-Lernen so wichtig ist – ohne dabei die Grenzen des Individuums zu missachten.

Bedeutung für die Gesundheit

Das 4. Chakra reguliert die Herz- und Lungenfunktion und die Atmung. Ein stabiler Kreislauf, ein starkes Herz, ein gesunder Herzrhythmus und eine tiefe, freie Atmung sind sichere Anzeichen für ein befreites Brustzentrum. Da dieses Chakra über die Thymusdrüse auch die Abwehrkräfte beeinflusst, kann sich eine Schwächung der Energie u. a. in Allergien, Asthma, Infektionsanfälligkeit und Krebserkrankungen bemerkbar machen. Noch klarer drücken sich Störungen des Anahata-Chakras allerdings in Form von Herzbeschwerden, einem Engegefühl in der Brust und Atemproblemen aus.

Die seelische Bedeutung des Herz-Chakras spiegelt sich auch im Körperlichen wider: Nicht nur in Herz und Atmung, sondern auch in der Haut, die ja die Grenze des Körpers zur Außenwelt bildet.

Vishuddha-Chakra

Bedeutung des Namens: Vishuddhi = reinigen

Häufige Bezeichnungen: 5. Chakra, Hals-Chakra, Kehlkopfzentrum

Lageentsprechung: Halswirbelsäule, Kehlkopfbereich

Drüsenentsprechung: Schilddrüse, Nebenschilddrüse

Farbe: Hellblau

Mantra: HAM

Anzahl der Blütenblätter: 16

Zugehörige Götter: Sakini, Sadashiva

Symboltier: Weißer Elefant

Element: Äther

Symbol: Kreis

Vokal: E

Sinnesfunktion: Hören

Entsprechung in der Natur: Blauer, wolkenloser Himmel, Meereswasser

Planet: Saturn

Zentrale Themen: Kommunikation, Wortbewusstsein, Inspiration, mentale Energie, Unabhängigkeit, Wahrheit

Körperlicher Einflussbereich: Hals, Kiefer, Kehlkopf, Speiseröhre, Luftröhre, Atmung, Stimme, Halswirbelsäule, Nacken, Schultern, Gehör

Positive seelische Aspekte: Ausgeprägte Kommunikationsfähigkeit, harmonisches Ich-Bewusstsein, vielseitige Interessen, Lern- und Konzentrationsfähigkeit, rationales Denken, Unterscheidungskraft, Sicherheit in Sprache und Ton, Musikalität, gut entwickelte Individualität

Negative seelische Aspekte: Ruhmsucht, Intoleranz, Realitätsflucht, Überbetonung des Intellekts, Machtstreben

Körperliche Hinweise auf Störungen: Halsschmerzen, Mandelentzündung, Zahn- und Zahnfleischkrankheiten, Beschwerden im Bereich der Halswirbelsäule, Nacken- und Schulterschmerzen, Schilddrüsenleiden, Sprachstörungen, Ohrenprobleme

Seelische Hinweise auf Störungen: Schüchternheit, Hemmungen, Verwirrung, Angst vor Isolation, Mangel an Ausdrucksmöglichkeiten, Angst vor der eigenen Meinung, Sprachstörungen, Stottern

Das 16-blättrige Vishuddha-Chakra bildet im menschlichen Körper das Zentrum des Klangs und des Wortes. Töne spielen erfahrungsgemäß eine wichtige Rolle bei der Entwicklung der Persönlichkeit. Noch heute gehört das Singen von Mantras, meditativen Urklängen, zu den wichtigsten Techniken der Yogapraxis. Mit den durch sie erzeugten Schwingungen wird das Bewusstsein erweckt und erweitert.

Das Element des Vishuddha-Chakras ist der Äther, das Symbol für Weite, Raum (Sanskrit: Akasha) und Reinheit. Das Tiersymbol des 5. Chakras ist der weiße Elefant; er ist das Reittier des wichtigsten Gottes der vedischen Religion, Indra (»der Starke«). Der Kreis, der das Hals-Chakra symbolisiert, weist auf den Ort der absoluten Leere und Stille hin, der durchschritten werden muss, um Erkenntnis zu erlangen.

Zentrales Thema

Als Zentrum der Sprache und der Kommunikation kann das Vishuddha-Chakra dazu beitragen, das individuelle Wortbewusstsein zu entwickeln. Menschen mit einem ausgeprägten Hals-Chakra fällt es leicht, sich selbst auszudrücken und sich anderen mitzuteilen.

Das 5. Chakra verbindet das Herzzentrum mit den Kopf-Chakras und gilt als Vermittler zwischen Fühlen und Denken. Es reguliert diese beiden Bereiche und wirkt beispielsweise einer Überbetonung des Intellekts entgegen. Damit wird eine entscheidende Hürde auf dem Weg zur Überwindung der Dualität genommen.

Wer an der Entwicklung seines Vishuddha-Chakras arbeitet, steigert seine innere und äußere Wahrnehmung und wird fähig, die innere Welt unverfälscht nach außen zu tragen.

Kundalini, Sushumna, Ida und Pingala

Die kosmische Lebensenergie wird in der bilderreichen Sprache der Inder als zusammengerollte Schlange beschrieben, die am untersten Ende der Wirbelsäule schläft – die Kundalini oder Kundalini-Shakti. Durch die Yogapraxis und insbesondere durch das auf die Chakras bezogene Kundalini-Yoga wird die Schlangenkraft geweckt und über die einzelnen Chakras nach oben geleitet. Bei diesem Aufstieg der Energie spielen die drei Verbindungsströme zwischen den Chakras, die Hauptnadis Sushumna, Ida und Pingala, eine besondere Rolle.

Pingala ist der positiv geladene Energiestrom, der der Sonnenenergie und dem männlichen Aspekt zugeordnet ist; er beginnt an der Wirbelsäulenbasis und endet im rechten Nasenloch. Ida stellt dagegen den negativ geladenen, der Mondenergie und dem weiblichen Aspekt zugehörigen Strom dar, der seinen Ausgangspunkt ebenfalls in der unteren Wirbelsäule hat,

jedoch im linken Nasenloch endet. Ida und Pingala kreuzen sich jeweils in den Chakras und umkreisen somit den Hauptkanal Sushumna, der physisch dem Rückenmark entspricht und direkt durch die Wirbelsäule strömt.

Fließt die Lebensenergie ungehindert durch die Nadis, so kann die Schlangenkraft optimal nach oben aufsteigen. Dies bedeutet starke Gesundheit, zunehmende Entwicklung und optimale Erfüllung des Menschen.

Doch im Kundalini-Yoga geht es um mehr: Die Lebenskraft (Shakti) soll durch Meditation und Konzentration angeregt werden, um sich mit dem kosmischen Bewusstsein (Shiva) zu verbinden. Gelingt diese Vereinigung des menschlichen mit dem universellen Bewusstsein im obersten Chakra, so kommt es zur »großen Vereinigung«. In der Mystik wird dieser Zustand mit dem Begriff »unio mystica«, im Yoga als »Samadhi« bezeichnet.

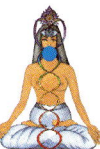

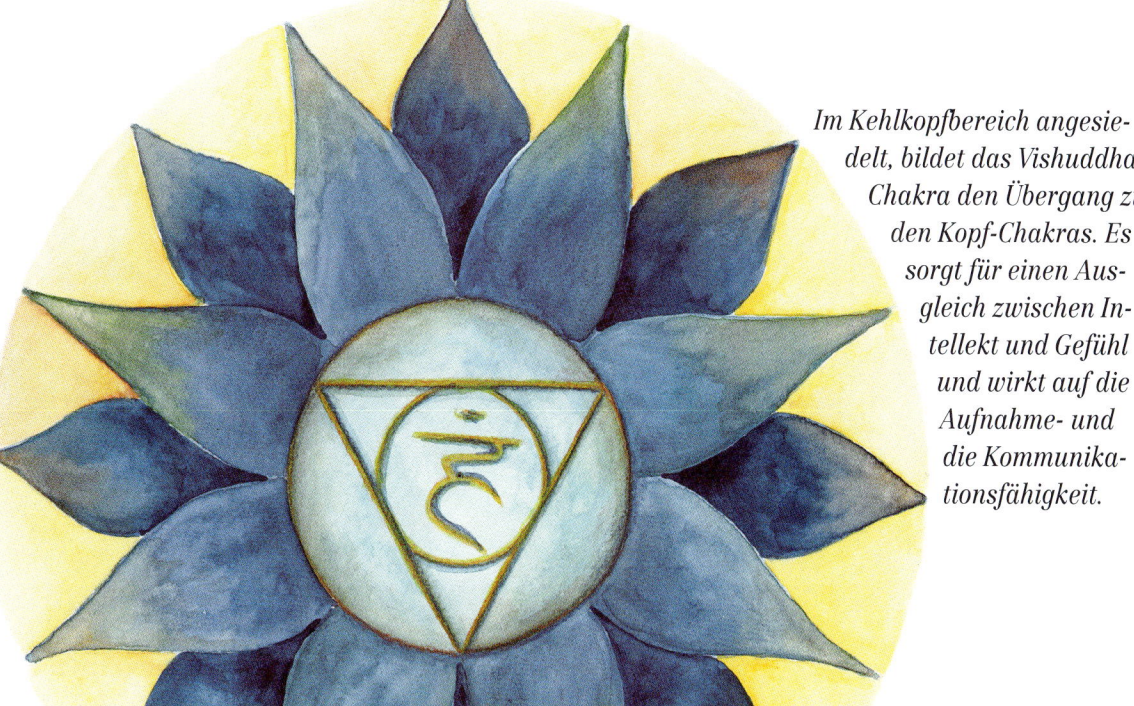

Im Kehlkopfbereich angesiedelt, bildet das Vishuddha-Chakra den Übergang zu den Kopf-Chakras. Es sorgt für einen Ausgleich zwischen Intellekt und Gefühl und wirkt auf die Aufnahme- und die Kommunikationsfähigkeit.

Bedeutung für die seelische Entwicklung

Die menschliche Stimme kann Informationen ausdrücken, wodurch verbale Kommunikation erst möglich wird. Redner, Autoren, Dichter, aber auch Menschen, die über die Massenmedien wirken, setzen die Macht des Wortes bewusst ein.

Voraussetzung hierfür ist ein starkes Kehlkopfzentrum, denn es erleichtert die Kommunikation und den Umgang mit Sprache. Auch die Lern- und Konzentrationsfähigkeit sowie die Offenheit gegenüber fremden Anschauungen hängen mit dem Vishuddha-Chakra zusammen.

Das 5. Chakra wirkt sich ferner auf den Klang der Stimme aus, die ja immer auch Spiegel der jeweiligen Gefühle und Bewusstseinszustände ist. Ein harmonisches Hals-Chakra ermöglicht es, tief in die Welt des Klangs – der Worte und der Musik – einzutauchen. Es wirkt auch auf

Gedanken, denn diese bestehen zumeist aus »gedachten Worten«, die als Klanggebilde eine enorme Wirkung auf die Stimmung und das Lebensgefühl haben.

Eine Überbetonung des 5. Chakras zeigt sich in Dominanz, Machtspielen und der Manipulation anderer. Hingegen kann eine Energieunterversorgung zu Schüchternheit, Hemmungen und Angst vor Konflikten führen. Es fehlt der Mut, zur eigenen Meinung zu stehen, wodurch das Wahren der Identität mitunter gefährdet ist.

Nicht zuletzt liegt die Bedeutung des Hals-Chakras in der Rolle, die es für die Verwirklichung der Wahrheit spielt. Das Streben nach ihr und die Kraft, der Wahrheit Ausdruck zu verleihen, sind Merkmale einer wirklich befreiten Persönlichkeit.

Bedeutung für die Gesundheit

Eine harmonische, volle Stimme, eine freie Atmung und entspannte Muskulatur im Nacken-, Kiefer- und Schulterbereich weisen auf ein befreites Vishuddha-Chakra hin.

Störungen des Energieflusses im Bereich des Kehlkopfzentrums sind oft hörbar: Es kommt zu Heiserkeit, die Stimme stockt, wirkt hart oder neigt dazu, sich schnell zu erschöpfen.

Auch eine raue Kehle, Rachenschmerzen, Mandelentzündungen und Schluckbeschwerden – im übertragenen Sinn auch der sprichwörtliche Kloß im Hals – weisen auf eine Schwächung des Hals-Chakras hin. Neben den Halsbeschwerden kann man auch Schilddrüsenleiden, Kropfbildung, ja sogar Ohrenschmerzen Zahn- und Zahnfleischerkrankungen und nicht zuletzt Sprachstörungen mit einem beeinträchtigten Kehlkopfzentrum in Zusammenhang bringen.

Ajna-Chakra

Bedeutung des Namens: Ajna = wissen, wahrnehmen

Häufige Bezeichnungen: 6. Chakra, Stirn-Chakra, Drittes Auge

Lageentsprechung: Zwischen den Augenbrauen, in der Mitte der Stirn, oberhalb der Nasenwurzel

Drüsenentsprechung: Hirnanhangsdrüse

Farbe: Dunkelblau, Indigoblau

Mantra: KSHAM oder OM

Anzahl der Blütenblätter: 2; mit den Sanskritsilben *ham* und *ksham*

Zugehörige Götter: Paramashiva, Shakti Hakini

Symboltiere: –

Element: –

Symbol: Kreis mit 2 »Flügeln«

Vokal: I

Sinnesfunktion: 7. Sinn, übersinnliche Wahrnehmung

Entsprechung in der Natur: Nachthimmel, Sterne

Planet: Uranus

Zentrale Themen: Intuition, Weisheit, unmittelbare Wahrnehmung, Phantasie

Körperlicher Einflussbereich: Kleinhirn, Gesicht, Augen, Ohren, Nase, Nebenhöhlen, Hormonsystem, Nervensystem

Positive seelische Aspekte: Seelenverbundenheit, Selbstbewusstsein, schöpferische Energie, Intuition, Erleuchtung, heilende Energie, Vorstellungskraft, Offenheit für neue Ideen, Gedankenkontrolle

Negative seelische Aspekte: Selbstsucht, Selbstverherrlichung, Machtstreben, Verantwortungslosigkeit

Körperliche Hinweise auf Störungen: Kopfschmerzen, Gehirnerkrankungen, Augenleiden, Sehschwäche, Hörschwäche, Nebenhöhlenentzündungen, Erkrankungen des Nervensystems

Seelische Hinweise auf Störungen: Konzentrations- und Lernschwäche, Gedankenflucht, Ängste, Gefühl von Sinnlosigkeit, Aberglaube, geistige Verwirrung

Als geistiges Zentrum ermöglicht das Ajna-Chakra Achtsamkeit und Bewusstheit. Im 6. Chakra enden die Hauptnadis Ida und Pingala (siehe Seite 12), deren Vereinigung die Aufhebung der Dualität symbolisiert, die in der Meditation erlangt werden kann. Wenn sich die Lebensenergie im Ajna-Chakra sammelt und Blockaden beseitigt werden, ist tatsächlich höhere Erkenntnis möglich. Entsprechend tragen die zwei Blätter des Stirn-Chakras die Keimsilben »ham« und »ksham«, die Urklänge von Shiva (kosmisches Bewusstsein) und Shakti (Lebenskraft), womit eine weitere Vereinigung angedeutet wird.

Eine wichtige Symbolfigur für das 6. Chakra ist Shakti Hakini, ein androgyner Gott, der den männlichen und den weiblichen Aspekt vertritt. Auch das Kreissymbol – Sinnbild für die Urquelle des Seins – und die beiden flügelartigen Blütenblätter – Repräsentanten der Dualität – weisen auf die Überwindung der Polarität hin.

Zentrales Thema

Das Ajna-Chakra stellt die Verbindung zur geistigen Welt her. Es ermöglicht intuitive Erkenntnis und weist auf den Bereich der Wirklichkeit hin, der zutage tritt, sobald die dualistische Wahrnehmung der Welt überwunden wird und die Gedanken zur Ruhe kommen. Innerhalb dieser höheren Wirklichkeit entwickeln sich telepathische Fähigkeiten. Ein Gespür für das, was geschehen wird, oder das intuitive Erfassen anderer Menschen sind Phänomene, die in diesem Zusammenhang häufig beobachtet wurden.

Ein weiteres Thema des Ajna-Chakras ist die Selbsterkenntnis. Erfahrungen mit dem Dritten Auge werden oft als Lichterfahrungen beschrieben, als Augenblicke, in denen sich die Augen erstmals wirklich öffneten.

Die Aura

Als Aura wird zum einen die Ausstrahlung eines Menschen, zum anderen das elektromagnetische Spannungsfeld bezeichnet, das den leiblichen Körper wie eine feinstoffliche Hülle umgibt. So wie die sieben Hauptchakras entlang der Wirbelsäule erstrahlen, strahlt die Aura vom ganzen Menschen nach außen.

Die Aura, die alle Lebewesen haben, wird häufig als weißes Licht wahrgenommen und setzt sich aus mehreren Energiefeldern verschiedener Dichte zusammen (Ätherleib, Astralfeld, Mentalfeld, Kausalfeld). Die Klarheit und Farbintensität der Aura, die zuweilen als 8. Chakra bezeichnet wird, hängt von der Bewusstseinsstufe ihres Trägers ab.

Die Aura schützt Körper und Seele vor Eindringlingen, ermöglicht es jedoch gleichzeitig, heilende Energie auszustrahlen. Somit dient das Strahlungsfeld der Aura als Schutzmembran, die negative Einflüsse abhält und positive aufnimmt. Jede Übung zur Entfaltung der Chakra-Energie dient zugleich dem Aufbau einer starken Aura. Eine energiegeladene Aura fungiert als Schutzschild und ermöglicht es, Liebe und Frieden auszusenden und sich zugleich für zerstörerische Kräfte, wie Angst, Hass, Gier usw., unempfänglich zu machen.

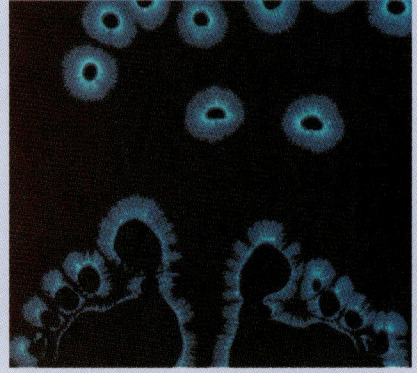

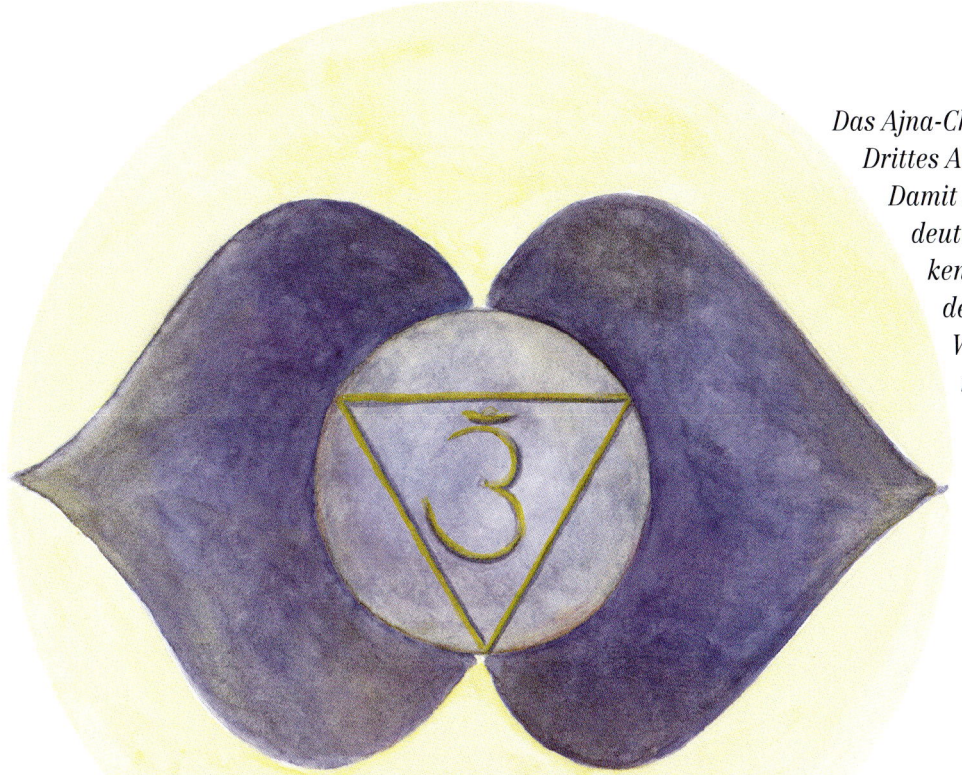

Das Ajna-Chakra wird auch Drittes Auge genannt. Damit klingt seine Bedeutung für die Erkenntnis an: Jenseits der dualistischen Wahrnehmung ermöglicht das 6. Chakra den Kontakt zur inneren Weisheit.

Bedeutung für die seelische Entwicklung

Mittels eines gut entwickelten Ajna-Chakras kann ein direkter und unmittelbarer Kontakt zur Welt der Phantasie, der inneren Bilder und der Visionen hergestellt werden. Ein starkes Stirn-Chakra weckt die Fähigkeit, sich ein Bild zu machen, sprich zu visualisieren, sich abstrakte Ziele lebhaft vorzustellen und so beispielsweise auch eine Vision für den weiteren Verlauf des eigenen Lebens zu entwickeln.

Doch die durch die Entwicklung des 6. Chakras geschärften Sinnesorgane dienen nicht nur zur Projektion der Vorstellungskraft nach außen. Auch der allmähliche Aufbau einer intuitiven Verbindung zur Seele und das Erfahren einer bergenden Ganzheit, die jenseits von Gut und Böse, hinter der dualistischen Anschauung liegt, werden vom Dritten Auge maßgeblich beeinflusst.

Je mehr das Ajna-Chakra von Energie erfüllt ist, desto leichter fällt es, Täuschungen und Illusionen als solche zu erkennen. Man lässt Ablenkungen und flüchtige weltliche Erscheinungen hinter sich, bis es schließlich gelingt, die Gedanken klar und ruhig werden zu lassen.

Eine traditionelle Definition von Yoga (Patanjali) lautet: »Yoga ist das Zur-Ruhe-Bringen der Bewegungen der Denksubstanz.«. Ist diese Stille der Gedanken mit Hilfe eines von Energie durchdrungenen Ajna-Chakras erreicht, löst sich die Dualität: Entgegengesetzte Aspekte, wie männlich und weiblich, Sonne und Mond, linke und rechte Gehirnhälfte, versöhnen sich, Intellekt und Intuition werden im richtigen Maß eingesetzt. Die Folge ist das Bewusstsein von Frieden.

Bedeutung für die Gesundheit

Da es die Funktion sämtlicher endokrinen Drüsen beeinflusst, ist das Stirn-Chakra für die Erhaltung der allgemeinen Gesundheit wesentlich. Störungen im Bereich des Ajna-Chakras zeigen sich vor allem auf seelisch-geistiger Ebene, etwa in Form von Ängsten, dem Gefühl von Ziel- und Sinnlosigkeit oder Konzentrationsproblemen. Doch auch physische Symptome, insbesondere Kopfschmerzen, Migräne und Erkrankungen der Sinnesorgane, können auf eine Schwächung hindeuten.

Ein sehr stark geschwächtes Ajna-Chakra kann zu schweren Geisteskrankheiten (die ja auch körperliche Aspekte beinhalten) führen. Ebenso kann es für schwere Depressionen verantwortlich sein, während eine starke Überaktivität dieses Chakras Wahnvorstellungen und Schizophrenie auslösen kann.

Sahasrara-Chakra

Bedeutung des Namens:
Sahasrara = tausendfältig, tausendfach, tausend

Häufige Bezeichnungen: 7. Chakra, Kronen-Chakra, Scheitelzentrum

Lageentsprechung: Schädeldach, am Scheitelpunkt des Kopfes

Drüsenentsprechung: Zirbeldrüse

Farbe: Weiß, Violett, Gold

Mantra: OM

Anzahl der Blütenblätter: 1000

Zugehöriger Gott: Shiva

Symboltier: Schlange (Kundalini)

Element: –

Symbol: Lotus

Vokal: –

Sinnesfunktion: Kosmisches Bewusstsein jenseits der Sinne

Entsprechung in der Natur: Berggipfel

Planet: Neptun

Zentrale Themen: Spiritualität, Erfahrung geistiger Welten, kosmische Vereinigung, Selbstverwirklichung, Erleuchtung

Körperlicher Einflussbereich: Mittelhirn, Augen, gesamter Organismus

Positive seelische Aspekte: Verbundenheit mit dem Universum, geistige Kraft, Hinwendung zum Spirituellen, Religiosität, Glaube, allumfassendes Wissen, innere Schau

Negative seelische Aspekte: Hang zu schwarzer Magie, Aberglaube, fortgeschrittene Ich-Auflösung, Desinteresse am weltlichen Dasein, Zurückgezogenheit

Körperliche Hinweise auf Störungen: Kopfschmerzen, chronische Erkrankungen, Immunschwäche, Nervenleiden, Atemstörungen, Lähmungen, Krebserkrankungen, multiple Sklerose, sonstige lebensbedrohliche Erkrankungen, Geisteskrankheiten

Seelische Hinweise auf Störungen: Mangel an Lebensfreude, Realitätsflucht, Dumpfheit, geistige Erschöpfung, Depressionen, Entscheidungsschwäche, Verwirrung

Ein Symbol des Sahasrara-Chakras ist der 1000-blättrige Lotus. Die Zahl 1000 steht für Vollendung und Vollkommenheit und verweist auf die Bedeutung des Kronen-Chakras als Ziel-Chakra des wichtigsten Nadis Sushumna. In ihm steigt die Schlangenkraft Kundalini auf, was die Erweckung des menschlichen Potenzials symbolisiert. Die Lotusblume, die aus Dunkelheit und Schlamm erwächst, um zur reinen Blüte zu gelangen, steht für die Entwicklung des menschlichen Bewusstseins von den animalischen Qualitäten der unteren Chakras zum strahlenden Licht der Seele.

Das Sahasrara-Chakra gilt als Wohnstätte Shivas, des reinen Bewusstseins. Ziel des Yogas ist es, Shiva zu entdecken und mit Shakti, der Kraft, die aus den untersten Chakras nach oben steigt, zu vereinigen. So gelingt die endgültige Loslösung aus dem Kreislauf der Wiedergeburten.

Zentrales Thema

Das Sahasrara-Chakra hängt mit Spiritualität und Erleuchtung zusammen. Seine Themen kreisen um die höchsten Bewusstseinszustände, die der Mensch erreichen kann. Ein geöffnetes 7. Chakra erzeugt ein Gefühl tiefsten Friedens und größter Harmonie, da der Zustand der Dualität überwunden wurde. Es führt zur Erfahrung des Heilseins und stellt den Kontakt zu der Wirklichkeit her, die jenseits des Denkens liegt. Die Energie des Sahasrara-Chakras ermöglicht die Verwandlung der Person zu Mahatma, der »großen Seele«.

Hand- und Fuß-Chakras

Mit den sieben Chakras sind nur die Hauptchakras angesprochen. Die Yogatradition spricht von bis zu 88 000 Nebenchakras, die sich über den gesamten Leib verteilen. Für die Praxis sind vor allem, die Fuß- und Hand-Chakras wichtig.

Fuß-Chakras

Die dunkelroten Fuß-Chakras liegen in der Mitte der Fußsohlen. Sie stehen in Verbindung zum Wurzel-Chakra und festigen die Verbindung zur Erde. So verleihen sie das Gefühl, fest auf dem Boden zu stehen – die Grundvoraussetzung für spirituelle Entwicklung. Durch das Tragen von Schuhen findet die natürliche Aufladung der Fuß-Chakras nur noch begrenzt statt. Fußreflexzonenmassage, Barfußgehen, Kneippgüsse und Fußpflege unterstützen die Aktivierung der Fuß-Chakras.

Hand-Chakras

In den Handinnenflächen befinden sich die blaugrünen bzw. türkisfarbenen Hand-Chakras, die mit dem Herz-, Kehlkopf- und Stirn-Chakra zusammenhängen. Die Hand-Chakras haben eine Strahlkraft, die von sensiblen Menschen erspürt und von Heilern eingesetzt wird. Ist die Energie dieser Chakras geschwächt, kann es zu Störungen im Gleichgewicht zwischen Geben und Nehmen sowie zu Berührungsängsten kommen. Durch künstlerische Tätigkeiten, bei denen die Hände im Mittelpunkt stehen, wie etwa Musizieren, Modellieren, Tai Chi, bestimmte Tänze und spezielle Übungen werden die Hand-Chakras aktiviert.

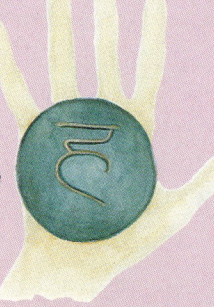

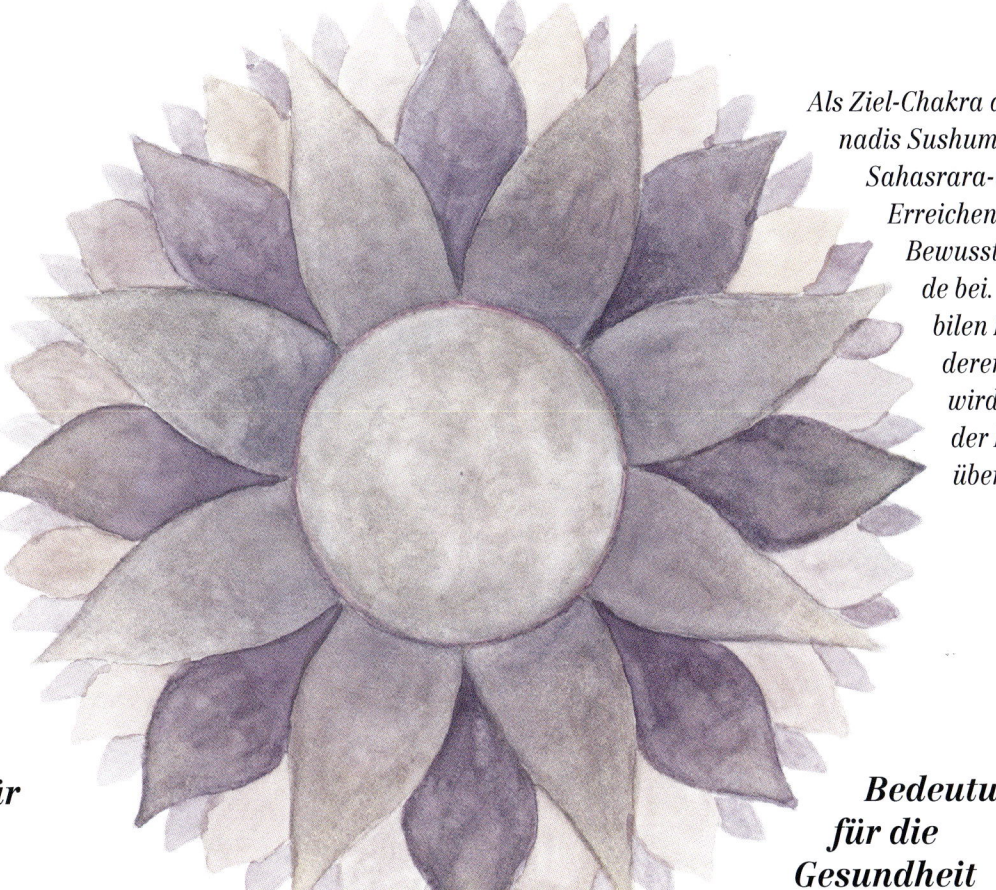

*Als Ziel-Chakra des Haupt-
nadis Sushumna trägt das
Sahasrara-Chakra zum
Erreichen der höchsten
Bewusstseinszustän-
de bei. Auf der sta-
bilen Basis der an-
deren Chakras
wird der Zustand
der Dualität
überwunden.*

Bedeutung für die seelische Entwicklung

Oft wird in der Fachliteratur vor dem Erwecken des höchsten Chakras gewarnt. Und tatsächlich wäre eine Aktivierung des hochsensiblen Kronen-Chakras ohne stabile Basis in den unteren Hauptchakras äußerst gefährlich, doch in der Praxis ist das eine ohne das andere so gut wie unmöglich.

Allgemein führt die Entwicklung des 7. Chakras zu wunderbaren Glückszuständen: Ein tiefer Friede, das Gefühl der Verbundenheit mit dem gesamten Universum, eine unumstößliche Gelassenheit und Zufriedenheit sind die mentalen Auswirkungen eines aktiven Kronen-Chakras. Wer diese höchste Bewusstseinsstufe erreicht hat, wird auch für seine Mitmenschen zu einer Quelle der Kraft und Inspiration.

Dennoch gibt es auch eine negative Seite. Kommt es durch eine allzu starke Konzentration auf das 7. Chakra zu einseitigen Entwicklungen, erfolgt oft die Flucht in eine starke Abgrenzung: Der Mensch zieht sich zurück und wird zunehmend weltfremd.

Dieses Problem ist in Indien selten anzutreffen, doch im Westen wird die spirituelle Entwicklung, die eigentlich eine Entwicklung des ganzen Menschen sein sollte, oft sehr einseitig aufgefasst. Damit wird der Weg zur ganzheitlichen Persönlichkeitsentfaltung behindert. Auf der anderen Seite sollte die Vorsicht nicht übertrieben werden – selbst auf den ersten Stufen der seelischen Entwicklung ist es bereits wichtig, den ständigen und intensiven Kontakt mit der Spiritualität zu pflegen.

Bedeutung für die Gesundheit

Das 7. Chakra wirkt auf den gesamten Organismus. Ist der Energiestrom in diesem Bereich zu schwach, kann es zu chronischen Erkrankungen, Nervenleiden und lebensbedrohenden Krankheiten kommen. Zu den häufigsten gesundheitlichen Störungen, die mit einer Schwächung des Sahasrara-Chakras einhergehen, gehören Kopfschmerzen, Konzentrationsstörungen, Verwirrungszustände, Vergesslichkeit, Schlafstörungen und depressive Verstimmungen.

Letzteres ist gerade bei Menschen, deren untere Chakras gut entwickelt sind und die kurz vor dem Durchbruch zu ihrem vollen spirituellen Potenzial stehen, zu beobachten. In den allermeisten Fällen weisen jedoch die gesundheitlichen Probleme, die mit dem Sahasrara-Chakra zusammenhängen, auf eine mangelnde Entwicklung anderer Chakras hin.

So aktivieren Sie Ihr Wurzel-Chakra

Chakra-Test

Je mehr der folgenden Aussagen auf Sie zutreffen, desto wichtiger ist es für Sie, die Lebensenergie in Ihrem 1. Chakra anzuregen:

◎ Ich habe Angst vor der Zukunft.

◎ Ich habe wenig Vertrauen in das Leben.

◎ Ich bin häufig kraft- und energielos und neige zu Erschöpfung.

◎ Ich bewege mich eher selten und friere leicht an Händen und/oder Füßen.

◎ Ich verliere schnell den Boden unter den Füßen.

◎ Ich mache mir oft Sorgen um meine finanzielle Lage.

◎ Ich leide regelmäßig unter Darmproblemen, Verstopfung oder Durchfall.

Allgemeine Empfehlungen zur Aktivierung des Muladhara-Chakras

1 ◎ Werden Sie körperlich aktiv. Treiben Sie regelmäßig Sport, und sorgen Sie für ausreichend Bewegung.

2 ◎ Werden Sie sich Ihrer Füße und Beine bewusst. Unternehmen Sie Spaziergänge und Wanderungen, und machen Sie kalte Schenkelgüsse.

3 ◎ Suchen Sie die Verbindung zur Erde. Halten Sie sich möglichst oft in der Natur auf, und arbeiten Sie so viel wie möglich im Garten.

4 ◎ Gönnen Sie sich täglich eine kurze Fußreflexzonenmassage.

5 ◎ Tragen Sie rote Kleidungsstücke, oder verwenden Sie rote Stoffe in Ihrer Wohnung. Stellen Sie rote Rosen auf Ihren Tisch.

6 ◎ Der Vokal »U« regt das 1. Chakra an. Setzen Sie sich aufrecht hin,

atmen Sie durch die Nase ein, und lassen Sie mit dem Ausatmen ein »U« ertönen. Führen Sie die Übung etwa fünf Minuten lang durch.

7 ◎ Hören Sie afrikanische Musik, und/oder machen Sie einen Trommelkurs.

Sanfte Chakra-Heilmittel aus der Naturapotheke

Bach-Blüten: Nehmen Sie 3-mal täglich (vor den Hauptmahlzeiten) je 5 Tropfen von einer der folgenden Bach-Blüten: Clematis (Waldrebe), Sweet Chestnut (Edelkastanie), Rock Rose (Gemeines Sonnenröschen). Sie können auch versuchen, ob eine Kombination von 2 oder auch allen 3 Bach-Blüten Sie noch besser bei der Arbeit an Ihrem Wurzel-Chakra unterstützt.

Ätherische Öle: Nelke, Rosmarin und Zypresse regen das 1. Chakra an. Lassen Sie 3 bis 4 Tropfen einer Essenz in der Duftlampe verdampfen, geben Sie 3 Tropfen auf 1 EL Körperlotion, oder träufeln Sie einige Tropfen, mit etwas Milch vermischt, ins Badewasser. Ein solches Bad mit ätherischen Ölen wirkt sich ganz besonders vorteilhaft

Leitlinien für die Praxis

Üben Sie Chakra-Programme möglichst morgens vor dem Frühstück, jedoch keinesfalls am späten Abend. Nehmen Sie sich für einen Tag höchstens ein Programm vor. Essen Sie mindestens zwei Stunden vor dem Üben nichts mehr. Bevor Sie sich mit den höheren Chakras beschäftigen, sollten Sie sich einige Wochen lang den unteren zuwenden. Wichtig ist, dass Sie sich immer auf Ihre Intuition verlassen, denn nur Sie spüren, was Ihnen gut tut. Bei Krankheiten, seelischen Problemen wie auch in der Schwangerschaft sollten Sie sich mit Ihrem Arzt beraten, bevor Sie mit dem Üben beginnen!

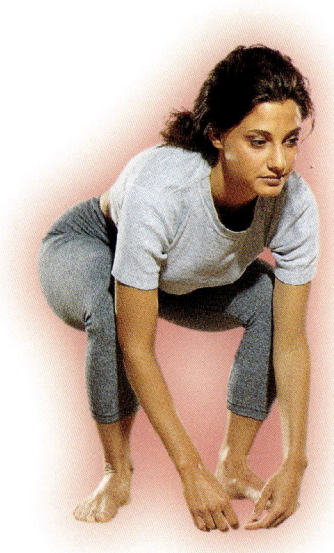

Achten Sie bei der Krähenstellung (3) vor allem darauf, dass die Fußsohlen vollständig auf dem Boden bleiben.

aus, wenn Sie es direkt vor dem Übungsprogramm genießen.

Edelsteine: Wählen Sie intuitiv einen der folgenden Steine aus. Benutzen Sie diesen als Handschmeichler, und lassen Sie seine Energie von den Händen aus in das 1. Chakra strömen, oder tragen Sie ihn an Ring oder Kette auf der Haut: Rubin, Hämatit, rote Koralle, Sarder, Spinell, roter Jaspis, Granat, Katzenauge (rotes Tigerauge). Sie können mit den genannten Edelsteinen auch Ihren Übungsraum vorbereiten – legen Sie dazu einen Stein über Nacht in die Mitte des Zimmers.

Übungsprogramm für das Wurzel-Chakra

1 ◎ Lockern Sie Ihren Körper, schütteln Sie Arme und Beine aus, setzen Sie sich aufrecht auf den Boden, und führen Sie dann einige Minuten lang

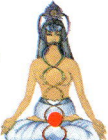

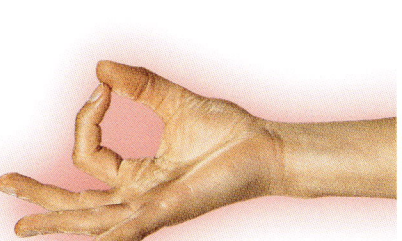

Dieses Mudra und die Silbe »Lam« (4) fördern die Konzentration auf das Wurzel-Chakra.

die Wechselatmung (siehe Kasten Seite 24) durch.

2 ◉ Nehmen Sie den Vierfüßlerstand ein, und machen Sie siebenmal die Übung »Pferderücken/Katzenbuckel« (siehe Kasten Seite 26).

3 ◉ Krähenstellung: Stellen Sie die Füße schulterbreit auseinander, die Zehen zeigen etwas nach außen. Gehen Sie langsam und vorsichtig in die Hocke, achten Sie dabei darauf, dass die Wirbelsäule aufrecht bleibt. Legen Sie die Oberarme entspannt auf den Knien ab, und versuchen Sie, die Füße mit der gesamten Sohle auf dem Boden zu lassen. Achten Sie auf Ihre Dehngrenze! Anfangs genügt es, wenn Ihr Gesäß sich in Höhe der Knie befindet. Atmen Sie in der Position siebenmal tief ein und aus. Ziehen Sie bei jedem Einatmen den Schließmuskel leicht nach oben, und entspannen Sie ihn bei jedem Ausatmen.

Kommen Sie danach langsam wieder zum Stehen.

4 ◉ Sie sitzen mit aufrechtem Rücken im Schneidersitz. Legen Sie die Handrücken auf die Knie, und bilden Sie mit Daumen und Zeigefingern der beiden Hände je einen Kreis; die anderen Finger sind locker ausgestreckt. Atmen Sie tief durch die Nase ein, und lassen Sie beim Ausatmen mehrmals hintereinander das Mantra »Lam« (gesprochen »Lang«) erklingen. Atmen Sie dann wieder durch die Nase ein. Wiederholen Sie das Ganze siebenmal, und konzentrieren Sie sich dabei auf das 1. Chakra.

5 ◉ Meditative Harmonisierung des Wurzel-Chakras: Legen Sie sich auf den Rücken, und schließen Sie die Augen. Spüren Sie, wie Sie von der Erde getragen werden. Legen Sie die Hände auf den Unterleib, und zwar in die Leistengegend – die Daumen liegen in Höhe des Schambeins, die anderen Finger weisen nach unten. Stellen Sie sich beim Einatmen vor, wie Sie Lebensenergie aufnehmen. Atmen Sie tief aus, und lassen Sie die Energie zu Ihrem Wurzel-Chakra strömen. Stellen Sie sich dabei vor, dass ein roter, warmer Lichtstrom

aus Ihren Händen in den Unterleib fließt. Machen Sie sich innerlich ein Bild davon, wie Ihr ganzer Unterleib von dem sanften Licht durchströmt wird. Führen Sie diese Imagination mindestens sieben Atemzüge lang durch, und legen Sie die Hände anschließend zurück auf den Boden. Spüren Sie der Wirkung der Meditation noch einige Minuten lang nach.

Wenn Sie diese Übungen regelmäßig durchführen, werden Sie als erstes Anzeichen der Harmonisierung des Muladhara-Chakras eine deutliche Steigerung Ihrer Lebensenergie erfahren, die Ihnen Ihren weiteren Weg erleichtert.

Affirmationen

Wiederholen Sie mehrmals täglich einen der folgenden Sätze (vor allem vor dem Einschlafen). Flüstern Sie die Affirmation dabei langsam und mit entspannter Stimme mindestens zehnmal:

◉ Ich achte immer mehr auf die Bedürfnisse meines Körpers.

◉ Ich spüre meinen Körper ganz bewusst – im Stehen, Sitzen und Liegen.

◉ Ich vertraue auf die Kraft der Natur und lasse mich von der Erde tragen.

Bei der meditativen Harmonisierung (5) ist es wichtig, keine Spannungen aufzubauen. Achten Sie insbesondere darauf, dass Ihre Arme und Hände ganz entspannt sind. Eine unverkrampfte Körperhaltung können Sie unterstützen, indem Sie Ihren Atem frei fließen lassen.

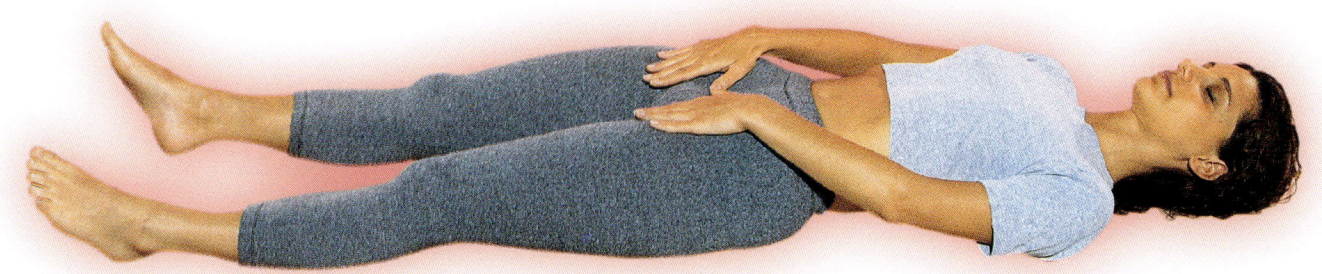

So aktivieren Sie Ihr Sakral-Chakra

Chakra-Test

Je mehr der folgenden Aussagen Sie bejahen, desto intensiver müssen Sie sich um die Energie in Ihrem 2. Chakra kümmern.

◉ Ich habe sexuelle Probleme oder fühle mich unbefriedigt.

◉ Es mangelt mir an Vitalität und Lebensfreude.

◉ Es fällt mir schwer, kreativ zu sein; ich fühle mich oft wie blockiert.

◉ Ich würde gern mit mehr Genuss und Leidenschaft leben.

◉ Ich reagiere sehr eifersüchtig, wenn mein Partner mit anderen flirtet.

◉ Ich leide häufig unter Schmerzen und Verspannungen im unteren Rücken.

◉ Ich bin anfällig für Unterleibsbeschwerden, wie Blasen-, Nieren-, Prostataerkrankungen oder Menstruationsprobleme.

Allgemeine Empfehlungen zur Aktivierung des Svadhisthana-Chakras

1 ◉ Verbinden Sie sich mit dem Wasserelement. Gehen Sie regelmäßig zum Schwimmen, und genießen Sie heiße Bäder.

2 ◉ Tragen Sie orangefarbene Kleidungsstücke, oder schmücken Sie Ihre Wohnung mit orangefarbenen Stoffen und Blumen.

3 ◉ Trinken Sie ausreichend – mindestens zwei Liter Flüssigkeit am Tag sollten Sie in Form von Wasser und Kräutertees zu sich nehmen.

4 ◉ Der Vokal »O« regt das 2. Chakra an. Setzen Sie sich aufrecht hin, atmen Sie durch die Nase ein, und lassen Sie beim Ausatmen ein geschlossenes »O« ertönen. Führen Sie die Übung täglich etwa fünf Minuten lang durch.

5 ◉ Gehen Sie zum Tanzen. Vor allem Paartänze wie Tango und Salsa, aber auch der Bauchtanz regen die Energie im Sakral-Chakra an.

6 ◉ Hören Sie orientalische Musik oder die »fließende« Musik von Bach und Vivaldi.

7 ◉ Unternehmen Sie Spaziergänge im Mondlicht, oder meditieren Sie im Urlaub über das Meeresrauschen.

Sanfte Chakra-Heilmittel aus der Naturapotheke

Bach-Blüten: Nehmen Sie 3-mal täglich (vor den Hauptmahlzeiten) je 5 Tropfen von einer der folgenden Bach-Blüten: Oak (Eiche), Olive (Olive), Pine (Föhre).

Ätherische Öle: Sandalwood, Myrrhe, Bitter Orange und Pfeffer aktivieren das 2. Chakra. Lassen Sie regelmäßig 3 bis 4 Tropfen einer Essenz in der Duftlampe verdampfen, oder geben Sie einige Tropfen, mit etwas Milch vermischt, ins Badewasser.

Edelsteine: Wählen Sie intuitiv einen der folgenden Steine aus. Sie können seine Heilkraft erfahren, indem Sie ihn als Handschmeichler benutzen, ihn regelmäßig unterhalb des Nabels auf den Bauch legen oder ihn am Ring oder an einer Kette tragen: Tigerauge, Goldtopas, rötliche Turmaline, Jade,

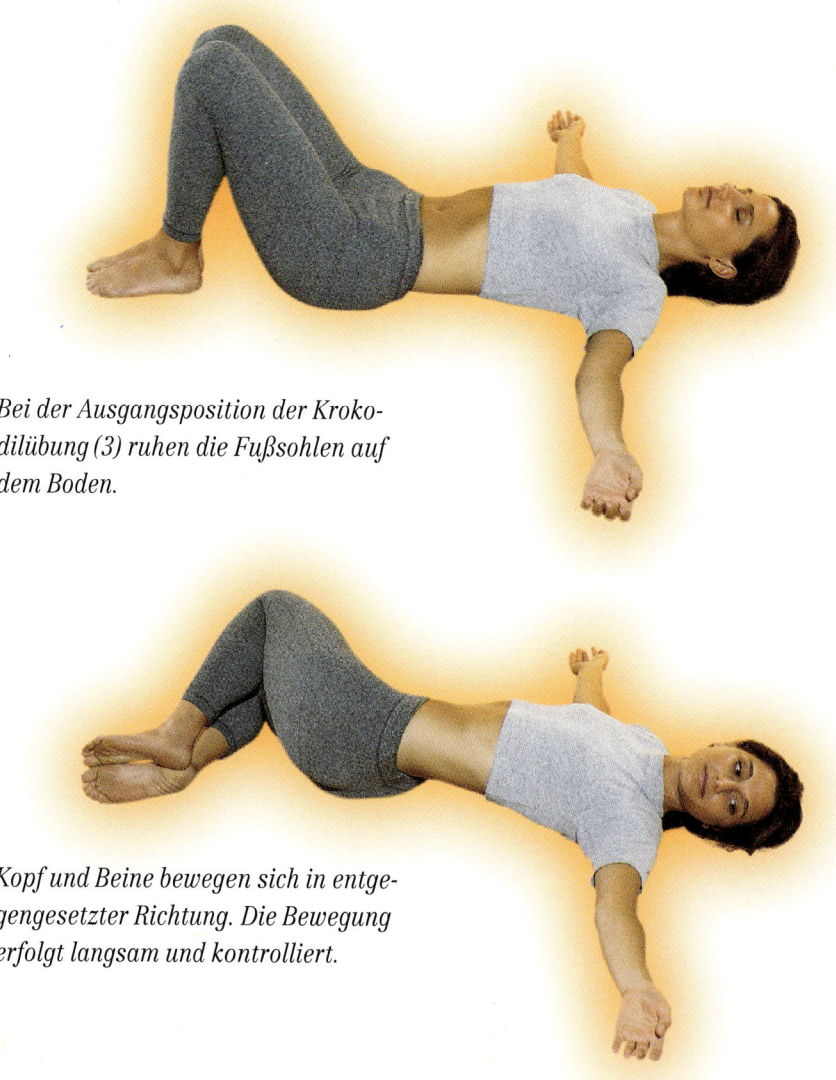

Bei der Ausgangsposition der Krokodilübung (3) ruhen die Fußsohlen auf dem Boden.

Kopf und Beine bewegen sich in entgegengesetzter Richtung. Die Bewegung erfolgt langsam und kontrolliert.

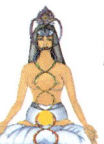

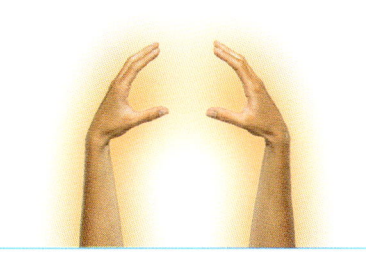

Sensibilisierung der Hand-Chakras

Bei einigen Übungen werden die Hände auf die Chakras aufgelegt. Um die Heilkraft der Hand-Chakras zu wecken, sollten Sie Ihre Hände vorher sensibilisieren. Reiben Sie die Handflächen dazu kurz kreisend aneinander, und nehmen Sie sie dann ganz langsam wenige Zentimeter auseinander. Spüren Sie die Wärmeausstrahlung? Stellen Sie sich einen kleinen Lichtball zwischen den Händen vor. Vergrößern Sie den Abstand der Hände, und versuchen Sie, den Lichtball immer größer werden zu lassen. Um die Übung zu beenden, schütteln Sie die Hände kurz aus.

Hyazinth, Feueropal, Koralle, Aventurin-Sonnenstein.

Übungsprogramm für das Sakral-Chakra

1 Lockern Sie sich, schütteln Sie Arme und Beine aus, setzen Sie sich aufrecht auf den Boden, und führen Sie dann einige Minuten lang die Wechselatmung durch (siehe Kasten Seite 24).

2 Gehen Sie in den Vierfüßlerstand, und wechseln Sie siebenmal zwischen »Pferderücken« und »Katzenbuckel« (siehe Kasten Seite 26).

3 Krokodilübung: Legen Sie sich auf den Rücken, und stellen Sie die Füße auf – die Beine bleiben geschlossen. Die Arme liegen waagrecht, die Handflächen zeigen nach oben. Drehen Sie den Kopf langsam nach links und die Beine gleichzeitig nach rechts – so weit, bis Ihre Dehngrenze erreicht ist. Drehen Sie Kopf und Beine dann über

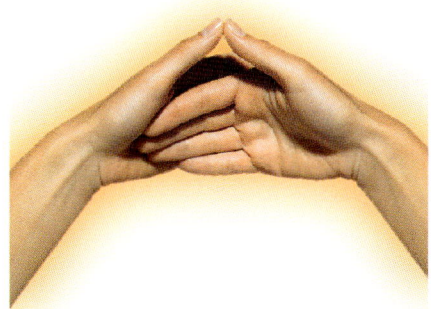

Dieses Mudra und die Silbe »Vam« (4) fördern die Entwicklung des Sakral-Chakras. Die Hände bleiben entspannt.

die Mittelstellung in die andere Richtung – der Kopf dreht sich nach rechts, die Knie nach links. Wiederholen Sie diese langsame, fließende Bewegung ganz locker und entspannt siebenmal nach beiden Seiten, und lassen Sie dabei den Atem möglichst frei strömen.

4 Sitzen Sie aufrecht, und legen Sie den rechten Handrücken in die linke Handfläche. Die Daumenkuppen berühren sich. Legen Sie die Hände unterhalb des Bauchnabels an den Körper, die Handflächen zeigen dabei aufwärts. Schließen Sie die Augen, atmen Sie tief durch die Nase ein, und lassen Sie beim Ausatmen mehrmals hintereinander das Mantra »Vam« (gesprochen »Wang«) erklingen. Atmen Sie dann wieder durch die Nase ein; wiederholen Sie das Ganze siebenmal und konzentrieren Sie sich dabei auf das 2. Chakra.

5 Meditative Harmonisierung des Sakral-Chakras: Legen Sie sich mit

geschlossenen Augen auf den Rücken, und entspannen Sie alle Muskeln Ihres Körpers. Spüren Sie, wie Ihr Atem kommt und geht. Legen Sie Ihre Hände unterhalb des Nabels auf die Bauchmitte, und spüren Sie, wie sie sich beim Atmen heben und senken. Konzentrieren Sie sich darauf, mit dem Einatmen Prana aufzunehmen und diese Energie beim Ausatmen in Ihr Sakral-Chakra strömen zu lassen. Stellen Sie sich bei jedem Atemzug vor, wie ein orangefarbener Energiestrahl von den Händen in den Unterleib ausströmt. Imaginieren Sie eine kleine und dann immer größer werdende, heilende Energiekugel aus orangefarbenem Licht, die sich allmählich im ganzen Körper ausbreitet. Verharren Sie mindestens sieben Atemzüge lang bei dieser Vorstellung; legen Sie die Hände dann wieder auf den Boden, und bleiben Sie noch kurz entspannt liegen, um der Übung nachzuspüren.

Affirmationen

Wiederholen Sie mehrmals täglich einen der folgenden Sätze (vor allem vor dem Einschlafen). Flüstern Sie die Affirmation dabei langsam und entspannt mindestens zehnmal:

◉ Ich verbinde mich mit meiner schöpferischen Energie.

◉ Ich nehme meinen Körper und meine Sexualität liebevoll an.

◉ Das Leben ist ein göttliches Geschenk, das ich genießen darf und will.

Bei der meditativen Harmonisierung des Sakral-Chakras (5) sollte die linke über der rechten Hand liegen. Entspannen Sie sich so weit wie möglich, und lassen Sie Ihren Atem frei fließen.

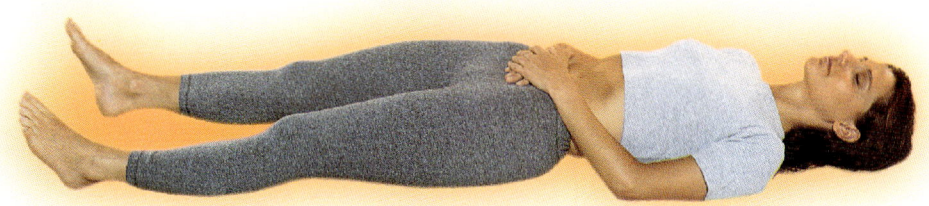

So aktivieren Sie Ihr Nabel-Chakra

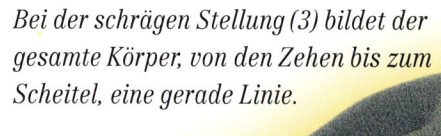

Chakra-Test

Je mehr der folgenden Aussagen Sie bestätigen können, desto intensiver sollten Sie sich der Stärkung Ihres 3. Chakras widmen:

◉ Ich verliere oft die Kontrolle über meine Gefühle.

◉ Es fällt mir schwer, mich durchzusetzen; Kritik belastet mich meist sehr.

◉ Ich neige zu Ängsten, Alpträumen und/oder Schlafstörungen.

◉ Mein Bauch fühlt sich oft hart und verkrampft an.

◉ Belastungen und Stress schlagen mir oft auf den Magen.

◉ Ich leide regelmäßig unter Verdauungsstörungen oder Magenschmerzen.

◉ Ich habe Gewichtsprobleme und/oder leide unter Essstörungen.

Allgemeine Empfehlungen zur Aktivierung des Manipura-Chakras

1 ◉ Öffnen Sie sich für die Energie der Sonne. Nehmen Sie (wohl dosierte) Sonnenbäder, und laden Sie sich mit der Sonnenwärme auf.

2 ◉ Bringen Sie mehr gelbe Farben in Ihr Leben. Tragen Sie gelbe Kleidung, wählen Sie hellgelbe Tapeten, oder stellen Sie gelbe Blumen auf Ihren Tisch.

3 ◉ Meditieren Sie über das Element Feuer. Setzen Sie sich dazu an den Kamin, ans Lagerfeuer, oder zünden Sie in Ihrer Wohnung ein paar Kerzen an.

4 ◉ Der Vokal »O« regt das 3. Chakra an. Atmen Sie im Sitzen durch die Nase ein, und lassen Sie mit dem Ausatmen ein offenes »O« ertönen. Führen Sie die Übung etwa fünf Minuten lang durch.

Bei der schrägen Stellung (3) bildet der gesamte Körper, von den Zehen bis zum Scheitel, eine gerade Linie.

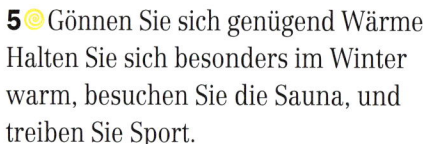

5 ◉ Gönnen Sie sich genügend Wärme. Halten Sie sich besonders im Winter warm, besuchen Sie die Sauna, und treiben Sie Sport.

6 ◉ Gefühlsbetonte Musik stärkt das 3. Chakra. Wählen Sie Musikstücke von Chopin, Schubert und Brahms, oder hören Sie Soulmusik, falls Ihnen Modernes lieber ist.

7 ◉ Lernen Sie, Ihre Emotionen auszudrücken: Nehmen Sie Schauspielunterricht, oder besuchen Sie ein Seminar zum Thema »Körpersprache«.

Sanfte Chakra-Heilmittel aus der Naturapotheke

Bach-Blüten: Nehmen Sie 3-mal täglich (vor den Hauptmahlzeiten) je 5 Tropfen von einer der folgenden Bach-Blüten: Hornbeam (Hainbuche), Impatiens (Springkraut), Scleranthus (Einjähriger Knäuel). Mitunter kann eine Kombination von 2 oder auch allen 3 Bach-Blüten sinnvoll sein. Versuchen Sie es aber vorerst mit einem einzelnen Mittel.

Ätherische Öle: Lavendel, Kamille, Anis und Zitrone regen das 3. Chakra an. Lassen Sie 3 bis 4 Tropfen einer Essenz in der Duftlampe verdampfen, und geben Sie einige Tropfen, mit Milch vermischt, ins Badewasser. Der Einsatz der Duftlampe ist auch für die Harmonisierung der Atmosphäre

Ihres Übungsraumes sinnvoll. Achten Sie aber darauf, dass der Raum nicht mit Düften überflutet wird und Sie dadurch nicht in Ihrer Atmung behindert werden.

Edelsteine: Wählen Sie intuitiv einen der folgenden Steine aus. Benutzen Sie ihn als Handschmeichler, legen Sie ihn regelmäßig oberhalb des Nabels auf den Bauch, oder tragen Sie ihn am Ring oder an einer Kette: Citrin, gelber Jaspis, gelber Kalzit, Bernstein, gelber Serpentin, Tigerauge, Chrysoberyll. Wählen Sie Ihren Stein intuitiv aus. Wenn Sie Ihren Stein direkt nach Ihrem Übungsprogramm für das Nabel-Chakra auswählen, werden Sie ganz besonders deutlich spüren, welcher der richtige Stein für Sie ist.

Yogavollatmung

Bei vielen Übungen ist es wichtig, tief zu atmen, um möglichst viel Prana aufzunehmen. Hierfür empfiehlt sich die Yogavollatmung, die Bauch-, Flanken- und Brustkorbatmung verbindet. Um sie zu üben, legen Sie eine Hand auf den Bauch, die andere auf die Brust. Atmen Sie tief aus. Beim Einatmen wölbt sich zunächst der Bauch; ist er »gefüllt«, atmen Sie in die Flanken und schließlich nach oben in die Brust. Auf diese Weise entsteht eine wellenförmige Atembewegung. Beim Ausatmen leeren Sie zuerst den Bauch, ziehen dann die Rippen zusammen und lassen zuletzt auch die Brust wieder einsinken.

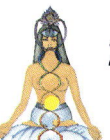

Übungsprogramm für das Nabel-Chakra

1 ◎ Machen Sie ein paar Lockerungsübungen, schütteln Sie Arme und Beine aus. Setzen Sie sich anschließend aufrecht auf den Boden, und praktizieren Sie dann einige Minuten lang die Wechselatmung (siehe Kasten Seite 24).

2 ◎ Nehmen Sie den Vierfüßlerstand ein, und wiederholen Sie die Übung »Pferderücken/Katzenbuckel« (siehe Kasten Seite 26) siebenmal.

3 ◎ Schräge Stellung: Setzen Sie sich mit geschlossenen, nach vorne gestreckten Beinen gerade auf den Boden. Legen Sie die Handflächen neben das Gesäß, die Finger zeigen dabei nach hinten. Mit dem Einatmen bringen Sie das Becken nach oben; dabei sollte der gesamte Oberkörper eine Linie bilden. Lassen Sie das Becken mit dem Ausatmen wieder sinken, und wiederholen Sie die Übung dreimal.

4 ◎ Falten Sie die Hände im Sitzen vor der Brust. Dabei sollte der rechte Daumen über den linken gelegt werden, beide Daumen werden zwischen die Handflächen gelegt, und die nach oben gestreckten Finger umschließen die Daumen, wobei Sie ruhig etwas Druck ausüben können. Schließen Sie

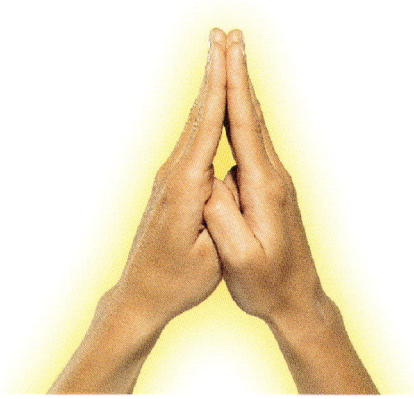

Mudra für das Nabel-Chakra (4): Die Daumen bilden ein Kreuz vor der Magengrube (Solarplexus).

die Augen, atmen Sie tief durch die Nase ein, und lassen Sie beim Ausatmen mehrmals hintereinander das Mantra »Ram« (gesprochen »Rang«) erklingen. Wiederholen Sie dies siebenmal und konzentrieren Sie sich dabei auf das Nabel-Chakra.

5 ◎ Meditative Harmonisierung des Nabel-Chakras: Legen Sie sich auf den Rücken, schließen Sie die Augen, lassen Sie alle Belastungen des Alltags los, und beobachten Sie Ihren Körper, Ihre Gefühle und Gedanken. Legen Sie die Hände dann oberhalb des Nabels auf Bauch und Magen. Lassen Sie den Atem kommen und gehen. Stellen Sie sich schließlich vor, dass Sie beim Einatmen kosmische Lebensenergie

aufnehmen, die Sie beim Ausatmen von den Händen aus in das Solarplexuszentrum fließen lassen. Stellen Sie sich die Energie als gelben, warmen Lichtstrahl vor, der nach und nach Ihren ganzen Bauchraum und schließlich Ihren gesamten Körper durchdringt. Führen Sie diese Imagination mindestens sieben Atemzüge lang durch, und konzentrieren Sie sich darauf, die heilende Wärme des Energiestrahls zu spüren. Legen Sie die Hände dann wieder auf den Boden, und spüren Sie der Übung noch kurze Zeit nach.

Das erste Anzeichen einer allmählichen Harmonisierung des Nabel-Chakras ist eine zunehmende Stärkung Ihrer Willenskraft und Lebensenergie.

Affirmationen

Wiederholen Sie mehrmals täglich einen der folgenden Sätze (vor allem vor dem Einschlafen). Flüstern Sie die Affirmation dabei langsam und entspannt mindestens zehnmal:

◎ Ich treffe meine Entscheidungen kraftvoll und bewusst.

◎ Ich nütze meine persönliche Macht, um anderen zu helfen.

◎ Ich vertraue meinen Gefühlen und bejahe die Fülle des Lebens.

Bei der meditativen Harmonisierung des Nabel-Chakras (5) liegen die Hände nicht etwa über dem Nabel, sondern über dem Sonnengeflecht.

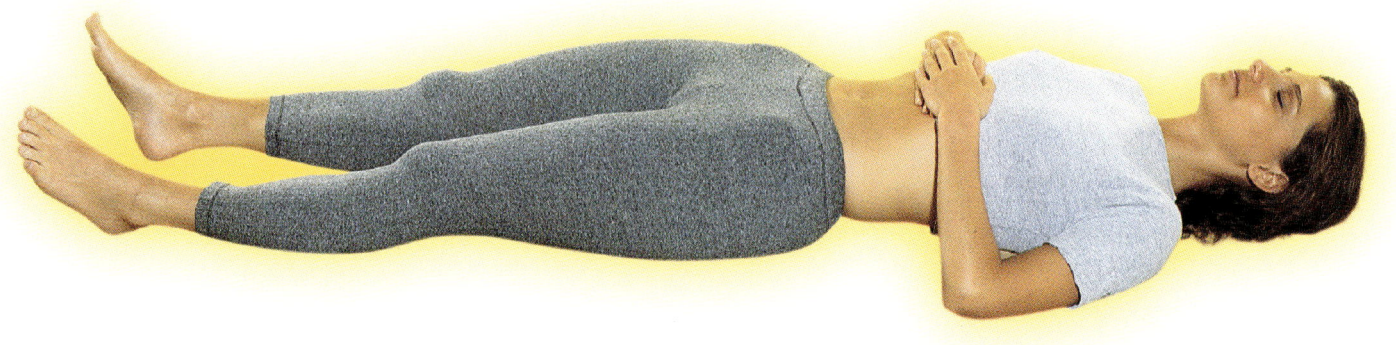

So aktivieren Sie Ihr Herz-Chakra

Chakra-Test

Wenn mehrere der folgenden Aussagen auf Sie zutreffen, ist es sehr wichtig, dass Sie die Lebensenergie in Ihrem 4. Chakra anregen:

○ Ich fühle mich einsam. Es fällt mir schwer, Kontakt zu anderen aufzunehmen.

○ Es gibt höchstens ein bis zwei Menschen, die ich aus tiefstem Herzen liebe.

○ Ich leide unter Problemen in der Partnerschaft und/oder habe gerade eine Trennung hinter mir.

○ Ich lebe angepasst, da ich Angst vor Zurückweisung und Einsamkeit habe.

○ Ich möchte anderen und mir selbst mehr Liebe schenken können.

○ Ich fühle mich nach Treffen mit Freunden oft erschöpft.

○ Ich leide an Herzbeschwerden und/oder Kreislaufstörungen.

○ Atembeschwerden, Asthmaanfälle oder Erkältungen plagen mich regelmäßig.

Allgemeine Empfehlungen zur Aktivierung des Anahata-Chakras

1 ● Öffnen Sie sich für die Schönheit der Natur. Suchen Sie vor allem grüne Landschaften, wie saftige Wiesen oder Wälder, auf.

2 ● Verwöhnen Sie sich selbst. Lassen Sie sich regelmäßig massieren, oder führen Sie eine Ayurveda-Kur durch.

3 ● Tragen Sie grüne Kleidung, und richten Sie Ihr Zuhause mit grünen Stoffen und Gegenständen ein. Stellen Sie außerdem viele Pflanzen in Ihrer Wohnung auf.

4 ● Pflegen Sie liebevolle Beziehungen zum Partner, zur Familie und zu Freunden.
Begegnen Sie aber auch Ihren Haustieren, Pflanzen usw. mit einer Grundhaltung, die aus dem Herzen kommt.

5 ● Hören Sie »helle«, freudige Musik, beispielsweise von Mozart, Haydn oder Bach.

6 ● Der Vokal »A« regt das 4. Chakra an. Setzen Sie sich aufrecht hin, atmen Sie durch die Nase ein, und lassen Sie mit dem Ausatmen ein langes, stimmvolles »A« ertönen. Führen Sie die Übung etwa fünf Minuten lang durch.

7 ● Erlernen Sie die hohe Kunst der Berührung. Nehmen Sie an Massage- oder Shiatsu-Kursen teil, oder beschäftigen Sie sich mit Reiki oder Prana-Heilung.

Die Wechselatmung

Beginnen Sie jedes Chakra-Programm mit der Wechselatmung, da diese Technik die Nadis reinigt und alle Chakras anregt.

Winkeln Sie zu Beginn im Sitzen Zeige- und Mittelfinger der rechten Hand nach innen ab. Atmen Sie dabei tief ein. Verschließen Sie anschließend das rechte Nasenloch durch Druck mit dem Daumen auf den Nasenflügel, und atmen Sie durch das linke Nasenloch tief aus und dann wieder ein. Lösen Sie nun den Daumen, verschließen Sie das linke Nasenloch, indem Sie mit kleinem Finger und Ringfinger auf den Nasenflügel drücken, und atmen Sie rechts abwechselnd aus und ein. Wiederholen Sie diese Runde mehrmals hintereinander – links aus, links ein, rechts aus, rechts ein.

Die Atmung sollte bei der Übung sanft, tief und idealerweise unhörbar sein.

Sanfte Chakra-Heilmittel aus der Naturapotheke

Bach-Blüten: Nehmen Sie 3-mal täglich (vor den Hauptmahlzeiten) je 5 Tropfen von einer der folgenden Bach-Blüten: Red Chestnut (Rote Kastanie), Chicory (Zichorie) oder Willow (Weide). Auch eine Kombination mehrerer Bach-Blüten ist denkbar, wenn Sie feststellen, dass dies dem gewünschten Zweck dient. Beginnen sollten Sie jedoch immer mit nur einem Mittel.

Ätherische Öle: Rose, Jasmin, Vanille und Estragon regen das 4. Chakra an. Lassen Sie einige Tropfen einer Essenz in der Duftlampe verdampfen, oder geben Sie ca. 8 Tropfen, mit etwas Milch vermischt, ins Badewasser.

Edelsteine: Wählen Sie intuitiv einen der folgenden Edelsteine aus. Benutzen Sie diesen als Handschmeichler, legen Sie ihn regelmäßig auf die Brustmitte, oder tragen Sie ihn am Ring oder an einer Kette, damit seine

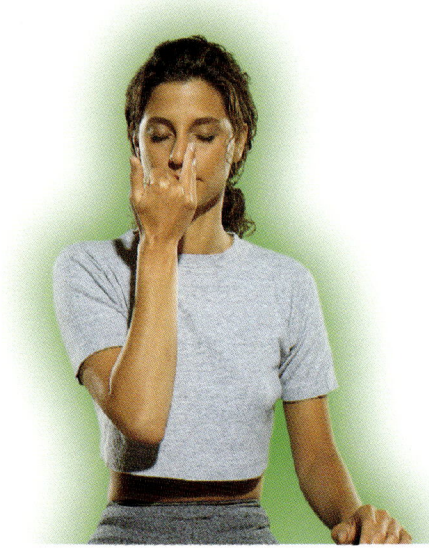

Ring- und Kleinfinger verschließen bei der Wechselatmung ein Nasenloch.

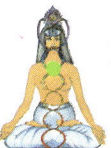

Energie auf Sie übergehen kann: Sma-
ragd, Chrysopras, grüner Turmalin,
Rosenquarz, Malachit, grüner Spinell,
Jade, Prasem.

Übungsprogramm für das Herz-Chakra

1 ◉ Lockern Sie Ihre Muskulatur,
schütteln Sie Arme und Beine aus, setzen Sie sich aufrecht auf den Boden,
und beginnen Sie dann mit einigen Minuten Wechselatmung (siehe Kasten).

2 ◉ Wiederholen Sie im Vierfüßler-
stand insgesamt siebenmal die Übung
»Pferderücken/Katzenbuckel« (siehe
Kasten Seite 26).

3 ◉ Kobrastellung: Legen Sie sich auf
den Bauch, die Stirn berührt den
Boden, die Arme liegen neben dem
Körper. Verschränken Sie die Hände
dann in Höhe des Gesäßes hinter dem
Rücken. Mit dem nächsten Einatmen
heben Sie Kopf und Brustbein leicht
vom Boden ab und ziehen die Schultern etwas nach hinten, so dass sich
der Brustkorb dehnt. Atmen Sie in dieser Haltung zweimal tief durch, und
lösen Sie dann die Spannung. Wiederholen Sie die Übung dreimal.

4 ◉ Die Fingerhaltung für die Atemübung zur Stärkung des 4. Chakras ist
bei Männern und Frauen unterschied-

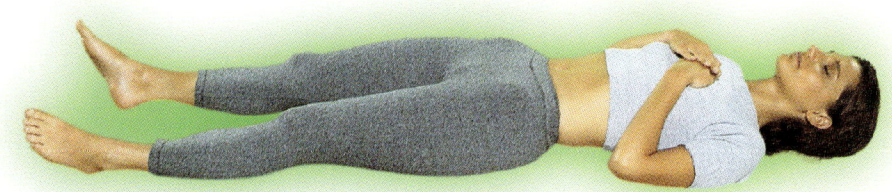
Bei der meditativen Harmonisierung des Herz-Chakras (5) liegt die rechte über der linken Hand auf der Brustmitte.

lich. Bei Frauen berühren sich Daumen und Ringfinger der linken Hand
und Daumen und Mittelfinger der
rechten. Männer nehmen die umge-
kehrte Handstellung ein. Die Handrücken liegen entspannt auf den
Knien. Schließen Sie die Augen, atmen
Sie tief durch die Nase ein, und lassen
Sie beim Ausatmen mehrmals hintereinander das Mantra »Yam« (gesprochen »Yang«) erklingen. Wiederholen
Sie dies insgesamt siebenmal, und
konzentrieren Sie sich dabei auf das
Herz-Chakra.

5 ◉ Meditative Harmonisierung des
Anahata-Chakras: Legen Sie sich auf
den Rücken, und schließen Sie die
Augen. Legen Sie Ihre linke Handfläche in die Brustmitte – die Finger-
spitzen weisen nach rechts – und die
rechte Hand auf die linke. Lassen Sie
den Atem etwas tiefer werden; stellen
Sie sich vor, beim Einatmen kosmische Lebensenergie aufzunehmen und
diese beim Ausatmen in Ihr Brustzentrum fließen zu lassen. Imaginieren Sie die Energie als grünen Strahl,

> **Affirmationen**
>
> *Wiederholen Sie mehrmals täglich einen der folgenden Sätze (vor allem vor dem Einschlafen). Flüstern Sie die Affirmation dabei langsam und ent- spannt mindestens 10-mal:*
>
> ◉ Durch die Kraft des Mitgefühls verbin- de ich mich mit allen Wesen.
>
> ◉ Ich öffne mein Herz, um Liebe zu geben und zu empfangen.
>
> ◉ Ich liebe mich selbst so wie ich bin.

der von den Händen aus in das Herz-
Chakra hinüberströmt. Spüren Sie allmählich, wie eine grüne, heilende
Energiekugel den Brustraum und
schließlich den ganzen Körper durch-
strahlt, und verweilen Sie mindestens
sieben Atemzüge lang bei diesem Bild.
Legen Sie die Hände dann wieder auf
den Boden, und bleiben Sie noch kurz
entspannt liegen, um der Übung nachzuspüren.

Im Lauf der Zeit werden Sie feststellen, wie sich diese Übung positiv auf
Ihre Fähigkeiten auswirkt, mit anderen Menschen umzugehen. Ein har-
monisiertes Anahata-Chakra zeigt sich
in der steigenden Bereitschaft, offen
auf andere zuzugehen und sich tole-
rant mit ihnen auseinander zu setzen.

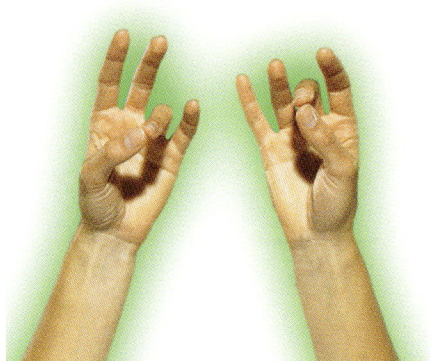
Frauen legen bei diesem Mudra (4) Dau- men und Ringfinger (links) bzw. Daumen und Mittelfinger (rechts) aneinander.

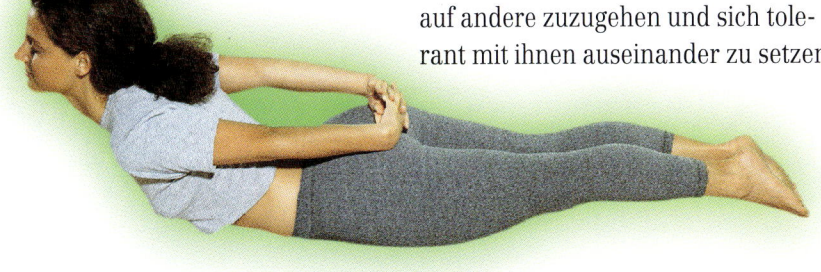
Bei der Kobrastellung (3) ist es sehr wichtig, auf tiefes Einatmen zu achten.

So aktivieren Sie Ihr Hals-Chakra

Chakra-Test

Je mehr der folgenden Aussagen auf Sie zutreffen, desto wichtiger ist es für Sie, die Lebensenergie in Ihrem 5. Chakra zu wecken:

◎ Ich bin eher schüchtern und fühle mich oft unsicher.

◎ Es fällt mir schwer, meine Gedanken und Gefühle in Worten auszudrücken und meine Meinung zu sagen.

◎ Obwohl ich künstlerisch veranlagt bin, stecke ich oft in schöpferischen Krisen.

◎ Ich wähle oft die falschen Worte und merke erst später, dass ich andere verletzt habe.

◎ Ich neige dazu, andere zu manipulieren oder in Grund und Boden zu reden.

◎ Ich leide regelmäßig an Hals-, Nacken- oder Schulterschmerzen oder habe Probleme mit der Schilddrüse.

Allgemeine Empfehlungen zur Aktivierung des Vishuddha-Chakras

1 ◎ Schauen Sie öfter am Tag zum hellblauen Himmel hinauf, und verbringen Sie im Urlaub so viel Zeit wie möglich an einem See oder am Meer.

2 ◎ Bringen Sie hellblaue Farben in Ihr Leben. Tragen Sie entsprechende Kleidung und Schmuck, wählen Sie blaue Tapeten, Vorhänge oder Teppiche, oder streichen Sie einen Raum hellblau.

3 ◎ Kümmern Sie sich um Ihre sprachlichen Ausdrucksmöglichkeiten. Lernen Sie neue Sprachen, oder besuchen Sie einen Rhetorikkurs. Auch Gesangsunterricht oder Stimmbildungsübungen aktivieren das 5. Chakra.

4 ◎ Führen Sie ein Tagebuch. Bringen Sie zu Papier, was Sie erleben, was Sie freut, belastet oder beflügelt. Somit entwickeln Sie Ihre schriftlichen Ausdrucksmöglichkeiten, was Ihnen beim Reden hilfreich sein wird.

5 ◎ Hören Sie regelmäßig Musik, bei der die Stimme im Mittelpunkt steht – etwa Kantaten, Choräle oder A-cappella-Stücke; auch Mantra-Gesänge kommen infrage.

6 ◎ Der Vokal »E« regt das 5. Chakra an. Setzen Sie sich aufrecht hin, atmen Sie durch die Nase ein, und lassen Sie mit dem Ausatmen ein »E« ertönen. Führen Sie die Übung etwa fünf Minuten lang durch.

7 ◎ Lernen Sie, Ihre Meinung anderen Menschen gegenüber zu artikulieren. Tun Sie dies jedoch stets freundlich, und versuchen Sie, bei der Wahrheit zu bleiben.

Sanfte Chakra-Heilmittel aus der Naturapotheke

Bach-Blüten: Nehmen Sie 3-mal täglich (vor den Hauptmahlzeiten) je 5 Tropfen von einer der folgenden Bach-Blüten: Mimulus (Gefleckte Gauklerblume), Agrimony (Odermennig), Cerato (Bleiwurz).

Ätherische Öle: Eukalyptus, Pfefferminze, Kampfer und Ingwer regen das 5. Chakra an. Lassen Sie einige Tropfen einer dieser Essenzen in der Duftlampe verdampfen, oder aber vermischen Sie einige Tropfen mit Ihrer Körperlotion. Für Aromabäder geben Sie 8 Tropfen eines Öls mit etwas Milch ins Badewasser.

Edelsteine: Die folgenden Steine stärken das 5. Chakra. Sie können sie als Handschmeichler benutzen, an einer Halskette tragen oder einen kleinen Stein auf die Halsgrube legen, um die

Pferderücken und Katzenbuckel

Diese Übung hält den Rücken flexibel und regt alle Chakras an. Knien Sie im Vierfüßlerstand; dabei sind Arme und Oberschenkel gerade, die Wirbelsäule wird parallel zum Boden gehalten. Gehen Sie beim Einatmen leicht ins Hohlkreuz, heben Sie den Kopf etwas an, und strecken Sie das Gesäß nach oben (Pferderückenhaltung).

Atmen Sie anschließend aus, und gehen Sie über in den Katzenbuckel: Wölben Sie den Rücken, und ziehen Sie gleichzeitig den Kopf zur Brust. Wechseln Sie beim Einatmen über die Waagrechte wieder zum Pferderücken usw. Führen Sie die Bewegung langsam und einfühlsam durch, und lassen Sie dabei den Atem frei strömen.

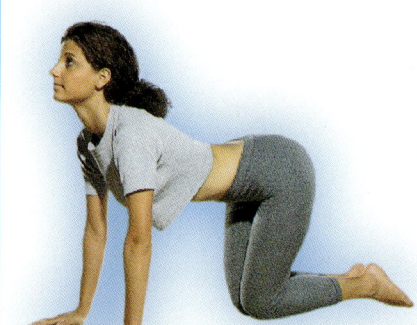
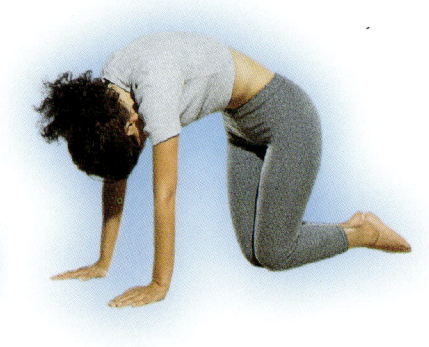

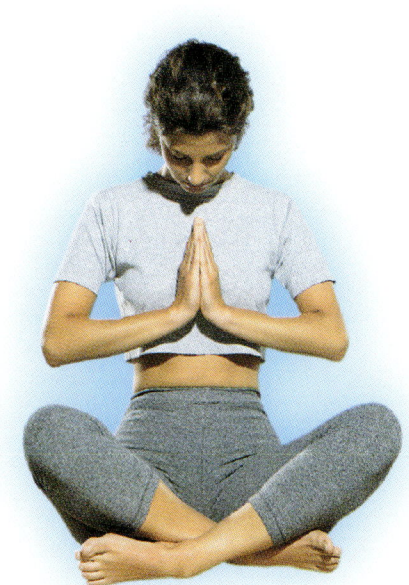

Bei der Gebetshaltung (3) sinkt der Kopf beim Ausatmen.

Energie des Steins aufzunehmen: Aquamarin, Topas, Chalcedon, blauer Turmalin, Türkis, Azurit, Lapislazuli.

Übungsprogramm für das Hals-Chakra

1 Lockern Sie zunächst Ihren Körper, schütteln Sie Arme und Beine aus, setzen Sie sich aufrecht auf den Boden, und führen Sie dann einige Minuten lang die Wechselatmung durch (siehe Kasten Seite 24).

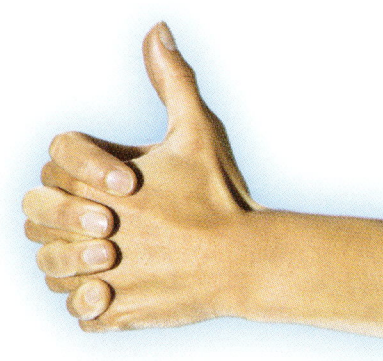

Beide Daumenkuppen liegen beim Mudra für das Hals-Chakra (4) vor der Bauchmitte.

2 Nehmen Sie den Vierfüßlerstand ein, und wiederholen Sie siebenmal die Übung »Pferderücken/Katzenbuckel« (siehe Kasten).

3 Gebetshaltung: Ausgangsstellung ist der Schneidersitz. Schließen Sie die Augen, und legen Sie die Handflächen mit gestreckten Fingern wie zum Gebet vor die Brust.

Atmen Sie tief ein. Mit dem nächsten Ausatmen lassen Sie den Kopf nach unten sinken, bis das Kinn das obere Brustbein berührt. Halten Sie den Atem einige Sekunden an, und pressen Sie das Kinn leicht gegen die Halsgrube.

Lösen Sie dann den Druck, heben Sie den Kopf, und atmen Sie wieder ein. Diese Übung dreimal wiederholen.

4 Sitzen Sie aufrecht. Legen Sie die nach oben gestreckten Daumen zu-

sanft und ohne Druck auf dem Hals – dabei berühren sich die Handgelenke, die auf den Schlüsselbeinen aufliegen; die Finger weisen schräg nach oben. Entspannen Sie sich, und vertiefen Sie die Atmung allmählich ein wenig. Jetzt können Sie bereits sehr gut fühlen, wie Sie beim Einatmen Prana aufnehmen, und diese Lebensenergie sollten Sie mit dem Ausatmen von den Händen aus vollständig in Ihren Hals strahlen lassen. Stellen Sie sich das Strömen der Energie dabei als heilenden, hellblauen Strahl vor, der zunächst den Halsbereich und schließlich den gesamten Körper durchdringt. Bleiben Sie mindestens sieben Atemzüge lang bei dieser Ima-

Meditative Harmonisierung des Hals-Chakras (5): Die Handgelenke liegen auf den Schlüsselbeinen.

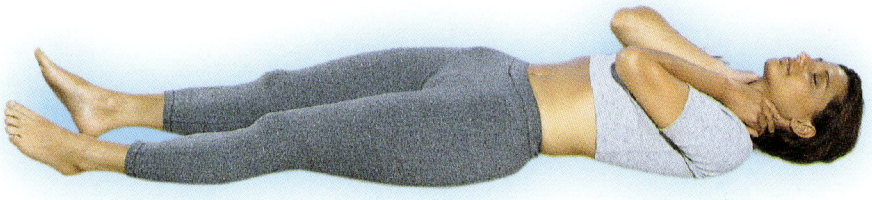

sammen; die restlichen Finger werden gefaltet, wobei der rechte Zeigefinger den Anfang macht, sich also oben befindet. Die Hände sind auf Magenhöhe positioniert, dann kann die Atemübung beginnen. Atmen Sie tief durch die Nase ein, und lassen Sie beim Ausatmen mehrmals hintereinander das Mantra »Ham« (gesprochen »Hang«) erklingen. Wiederholen Sie dies insgesamt siebenmal, und konzentrieren Sie sich dabei intensiv auf das Hals-Chakra.

5 Meditative Harmonisierung des Vishuddha-Chakras: Legen Sie sich auf den Rücken, die Augen sind geschlossen, die Handflächen liegen

gination. Legen Sie die Hände dann auf den Boden, und spüren Sie den Wirkungen der Übung noch kurz entspannt nach.

Affirmationen

Wiederholen Sie mehrmals täglich einen der folgenden Sätze (vor allem vor dem Einschlafen). Flüstern Sie die Affirmation dabei langsam und entspannt mindestens zehnmal:

Ich erfreue mich meiner Kreativität und meiner Ausdrucksmöglichkeiten.

Ich öffne mich für die Macht des Wortes.

Ich spreche die Wahrheit und lasse meine Worte aus dem Herzen kommen.

So aktivieren Sie Ihr Stirn-Chakra

Chakra-Test

Treffen mehrere der folgenden Aussagen auf Sie zu, so sollten Sie etwas für die Lebensenergie in Ihrem 6. Chakra tun:

◉ Ich habe Schwierigkeiten, Zugang zu meiner Intuition zu bekommen.

◉ Es fällt mir schwer, meine Ziele anzuvisieren. Mir fehlt oft die Richtung für mein Leben.

◉ Ich verspüre ein Gefühl der Sinnlosigkeit und/oder werde von Ängsten und depressiven Stimmungen geplagt.

◉ Es fällt mir schwer, mich zu konzentrieren und meine Gedanken auf meine Arbeit zu richten.

◉ Ich würde gerne mehr Zugang zu meiner Phantasie haben.

◉ Ich leide öfter unter Kopfschmerzen und/oder habe Probleme mit dem Sehen oder Hören.

Allgemeine Empfehlungen zur Aktivierung des Ajna-Chakras

1 ◉ Gehen Sie regelmäßig in der Nacht spazieren. Schauen Sie in den Sternenhimmel hinauf, und spüren Sie die Ruhe, Stille und Kraft der Nacht.

2 ◉ Beleben Sie Ihre Phantasie. Vor allem durch Lesen von vielschichtigen Romanen und Märchen wird das 6. Chakra angeregt.

3 ◉ Tragen Sie indigo- oder dunkelblau gefärbte Kleidungsstücke, und/oder verwenden Sie diese Farben bei der Einrichtung Ihrer Wohnung.

4 ◉ Beschäftigen Sie sich mit Weisheitslehren aus Ost und West. Lesen Sie beispielsweise Werke von Buddha, Laotse, Epikur, Seneca oder Schopenhauer.

5 ◉ Führen Sie ein Traumtagebuch. Notieren Sie beim Aufwachen kurz alles, an was Sie sich erinnern können, dadurch werden die Träume intensiver und Phantasie bzw. Intuition gestärkt.

6 ◉ Der Vokal »I« regt das 6. Chakra an. Atmen Sie im Sitzen durch die Nase ein, und lassen Sie mit dem Ausatmen ein »I« ertönen. Führen Sie die Übung täglich etwa fünf Minuten lang durch.

Sanfte Chakra-Heilmittel aus der Naturapotheke

Bach-Blüten: Nehmen Sie 3-mal täglich (vor den Hauptmahlzeiten) je 5 Tropfen von einer der folgenden Bach-Blüten: Crab Apple (Holzapfel), Walnut (Walnuss), Vine (Weinrebe). Die Bachblüten für Ihr Ajna-Chakra sollten Sie nicht mischen, sondern immer als Einzelmittel nehmen. Mit Kombinationsmitteln sollten Sie in diesem Fall nicht experimentieren.

Ätherische Öle: Veilchen, Lemongrass und Cajeput regen das 6. Chakra an. Lassen Sie einige Tropfen einer Essenz in der Duftlampe verdampfen, vermischen Sie Ihre Körperlotion

In der Stellung »Schlafendes Kind« (3) sollten Sie sich völlig entspannen.

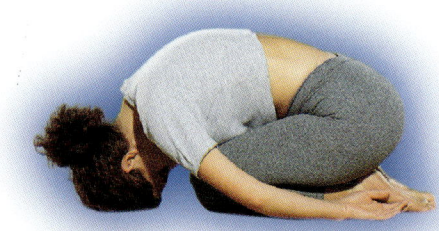

Sitzhaltungen

Für viele Übungen ist es wichtig, eine aufrechte, entspannte Sitzhaltung einzunehmen. Am einfachsten ist der Schneidersitz. Sie können ihn auch bei Knieproblemen einnehmen. Wenn Sie ein Kissen unter das Gesäß legen, fällt es leichter, den Rücken gerade zu halten und die Schultern zu entspannen. Auch im »halben Yogasitz« sollten Sie ein Kissen unterlegen. Ziehen Sie den linken Fuß möglichst nah an das Gesäß. Legen Sie den rechten Fuß auf den linken Unterschenkel. Die Hände liegen entspannt auf den Knien.

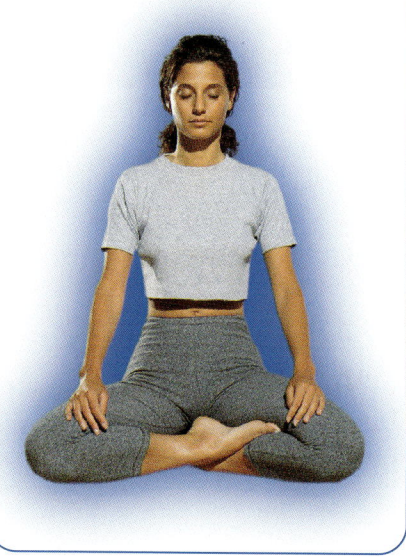

damit, oder geben Sie einige Tropfen, mit etwas Milch vermischt, ins Badewasser. Eine weitere interessante Möglichkeit, eines dieser ätherischen Öle für Ihre Arbeit an Ihrem Ajna-Chakra zu nutzen, besteht darin, einen Tropfen Öl auf den Zeigefinger zu geben und dann mit dem Finger die Stirnmitte zu berühren, so dass das Öl in unmittelbarer Nähe zum Stirn-Chakra seine Wirkung entfaltet.

Edelsteine: Die folgenden Steine stärken das 6. Chakra. Sie können sie als Handschmeichler oder an einer Halskette benutzen oder einen kleinen

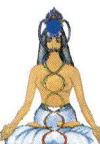

Stein auf die Stirn legen, um die Energie aufzunehmen: blauer Saphir, Opal, blauer Turmalin, Sodalith, Lapislazuli. Insbesondere die letzte Möglichkeit sollten Sie vor Beginn des Übungsprogrammes für das Stirn-Chakra nutzen. In jedem Fall sollten Sie nur einen einzigen Stein verwenden – bei der Auswahl Ihres Steines wird Sie Ihre Intuition sicher leiten.

Übungsprogramm für das Stirn-Chakra

1 ◉ Lockern Sie Ihren Körper, schütteln Sie Ihre Arme und Beine aus, setzen Sie sich aufrecht auf den Boden, und beginnen Sie nun mit einigen Minuten Wechselatmung (siehe Kasten Seite 24).

2 ◉ Gehen Sie in den Vierfüßlerstand, und wiederholen Sie siebenmal die Übung »Pferderücken/Katzenbuckel« (siehe Kasten Seite 26).

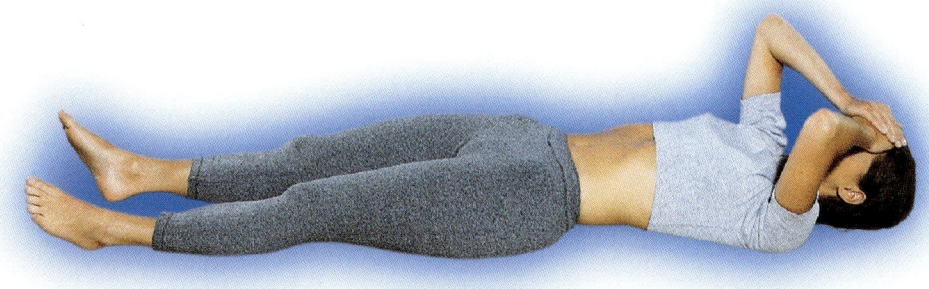

Als Verlängerung der Unterarme liegen die Handflächen bei der meditativen Harmonisierung des Stirn-Chakras (5) direkt über der Stirnmitte. Wichtig ist, dass dabei keinerlei Druck ausgeübt wird.

3 ◉ Schlafendes Kind: Vom Fersensitz aus lassen Sie den Oberkörper langsam nach unten sinken, bis die Stirn den Boden berührt. Die Arme liegen neben dem Körper mit den Handflächen nach oben. Atmen Sie einige Male tief durch, und konzentrieren Sie sich dabei auf Ihre Stirn. Heben Sie den Oberkörper dann wieder Wirbel für Wirbel bis in die Senkrechte,

nehmen Sie den Kopf leicht in den Nacken, öffnen Sie die Augen und blicken Sie einige Sekunden nach oben. Wiederholen Sie diese Übung noch dreimal.

4 ◉ Nehmen Sie im Sitzen folgende Handstellung ein: Die gestreckten Mittelfinger zeigen nach vorne, die Fingerkuppen berühren sich, ebenso die Daumenkuppen, die jedoch zum Brustbein zeigen; die restlichen Finger werden abgewinkelt und berühren sich jeweils am zweiten Fingerglied. Atmen Sie tief ein, und wiederholen Sie beim Ausatmen mehrmals hintereinander das Mantra »Ksham« (gesprochen »Kschang«). Wiederholen Sie dies insgesamt siebenmal.

5 ◉ Meditative Harmonisierung des Ajna-Chakras: Legen Sie sich auf den Rücken, schließen Sie die Augen, und entspannen Sie sich. Legen Sie die linke Handfläche dann auf die Stirn-

mitte und die rechte Hand auf die linke. Die Handstellung sollte der natürlichen Linie der Unterarme folgen, die Hände liegen also diagonal übereinander. Lassen Sie die Hände sanft auf der Stirn ruhen. Stellen Sie sich dann vor, wie Sie mit dem Einatmen heilende Lebensenergie aufnehmen und diese mit dem Ausatmen in Ihre Stirn strömen lassen. Geben Sie

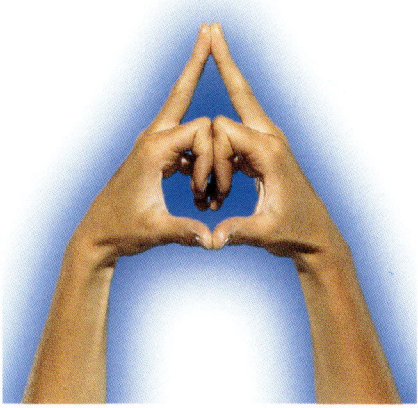

Dieses Mudra (4) wird so gehalten, dass die Daumenspitzen einen Zentimeter vor der Brustmitte liegen.

dieser Energie in Ihrer Vorstellung eine satte dunkelblaue Farbe, so dass wohltuende, dunkelblaue Strahlen von Ihren Händen aus in die Stirn und von dort aus schließlich in den ganzen Körper fließen. Nehmen Sie sich mindestens sieben Atemzüge lang Zeit. Legen Sie die Hände nun wieder auf den Boden, und spüren Sie der Übung noch einen kleinen Moment nach.

Dieses Übungsprogramm erleichtert Ihnen den Zugang zu anderen Ebenen der Wirklichkeit. Versuchen Sie jedoch niemals, diesen Zugang zu erzwingen. Konzentrieren Sie sich nicht übermäßig auf Ihr Stirn-Chakra, solange die anderen Chakras noch nicht harmonisch entwickelt sind.

Affirmationen

Wiederholen Sie mehrmals täglich einen der folgenden Sätze (vor allem vor dem Einschlafen). Flüstern Sie die Affirmation dabei langsam und entspannt mindestens zehnmal:

◉ Ich öffne mich für mein inneres Licht.

◉ Ich weiß, dass ich die Antworten auf alle Fragen tief in mir trage.

◉ Ich nehme Kontakt zu meiner Intuition und meiner Phantasie auf.

So aktivieren Sie Ihr Kronen-Chakra

Chakra-Test

Je mehr der folgenden Aussagen auf Sie zutreffen, desto wichtiger ist es für Sie, die Lebensenergie in Ihrem 7. Chakra anzuregen:

◉ Es mangelt mir an Lebensfreude und Energie; geistig fühle ich mich oft erschöpft.

◉ Ich leide unter depressiven Verstimmungen; es fällt mir schwer, Entscheidungen zu treffen.

◉ Ich wünsche mir, meine Verbundenheit mit dem Universum zu intensivieren und mich mehr für die spirituelle Ebene zu öffnen.

◉ Ich leide unter Kopfschmerzen, an chronischen Erkrankungen, Immunschwäche oder Krebs.

◉ Ich glaube, dass mit dem Tod alles zu Ende ist.

◉ Es fällt mir schwer, still zu werden und zu meditieren.

Allgemeine Empfehlungen zur Aktivierung des Sahasrara-Chakras

1 ◉ Unternehmen Sie regelmäßig Bergwanderungen, und nehmen Sie sich dabei viel Zeit, vom Gipfel aus ins Tal zu blicken.

2 ◉ Suchen Sie die Stille. Für die Entwicklung des 7. Chakras ist es dabei gleichgültig, ob Sie sich mit Yogameditationen, Zazen, christlichen Meditationen oder anderen Wegen, die in die Stille führen, beschäftigen.

3 ◉ Kümmern Sie sich intensiver um Ihre spirituelle Entwicklung. Verlassen Sie sich bei der Suche nach geeigneten Lehrern auf Ihre Intuition, um das Wahre vom Falschen zu unterscheiden.

4 ◉ Kleiden Sie sich in weiße Stoffe. Statten Sie Ihre Wohnung, wo immer es möglich ist, in weißer oder hellvioletter Farbe aus – etwa bei Bett- und Tischwäsche, Handtüchern, Gardinen, Teppichen, Geschirr, Fliesen, Wandfarbe usw.

5 ◉ Stellen Sie zu Hause eine Vase mit weißen und violetten Blumen auf Ihren Tisch.

6 ◉ Sie können das 7. Chakra anregen, indem Sie ein »M« summen. Setzen Sie sich bei Gelegenheit für fünf Minuten aufrecht hin, und lassen Sie mit jedem Ausatmen ein langes »Mmm« ertönen.

Tiefenentspannung

Beenden Sie Ihre Chakra-Programme mit der Tiefenentspannung. Legen Sie sich dazu auf den Rücken; die Beine sind leicht gespreizt, die Arme liegen mit den Handflächen nach oben neben dem Körper. Schließen Sie die Augen, und durchwandern Sie Ihren Körper geistig. Spüren Sie Füße, Beine, Gesäß, Hände, Arme, Rücken und Gesicht, und lösen Sie alle Spannungen. Lassen Sie sich bewusst vom Boden tragen, und erleben Sie die Schwere Ihres Körpers. Um die Übung zu beenden, strecken Sie sich gründlich durch.

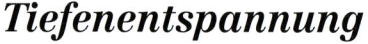

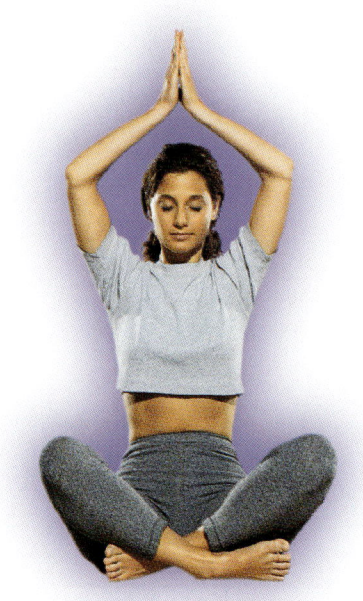

Bei der Bergstellung (3) wird der Rücken gerade gehalten.

Sanfte Chakra-Heilmittel aus der Naturapotheke

Bach-Blüten: Nehmen Sie 3-mal täglich (vor den Hauptmahlzeiten) je 5 Tropfen von einer der folgenden Bach-Blüten: Wild Rose (Heckenrose), White Chestnut (Rosskastanie), Klematis (Waldrebe).

Ätherische Öle: Weihrauch, Geranie und Rosenholz regen das 7. Chakra an. Lassen Sie einige Tropfen einer dieser Essenzen in der Duftlampe verdampfen, oder geben Sie ca. 8 Tropfen mit etwas Milch ins Badewasser.

Edelsteine: Die folgenden Steine stärken das 7. Chakra. Sie können sie als Handschmeichler benutzen oder sie auch an einem Ring oder an einer Kette auf der Haut tragen: Diamant, Amethyst, Bergkristall, Regenbogenobsidian, Spinell, klarer Turmalin, Azurit, Gold.

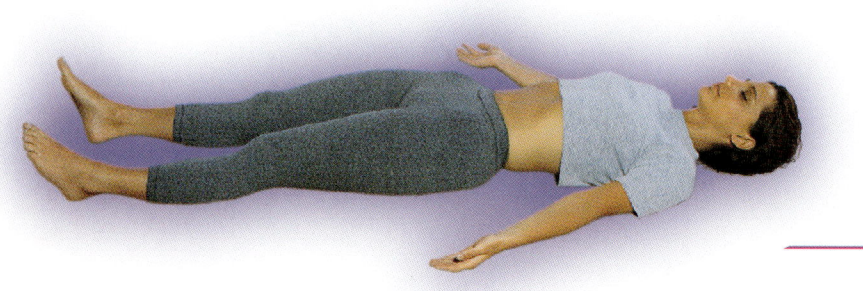

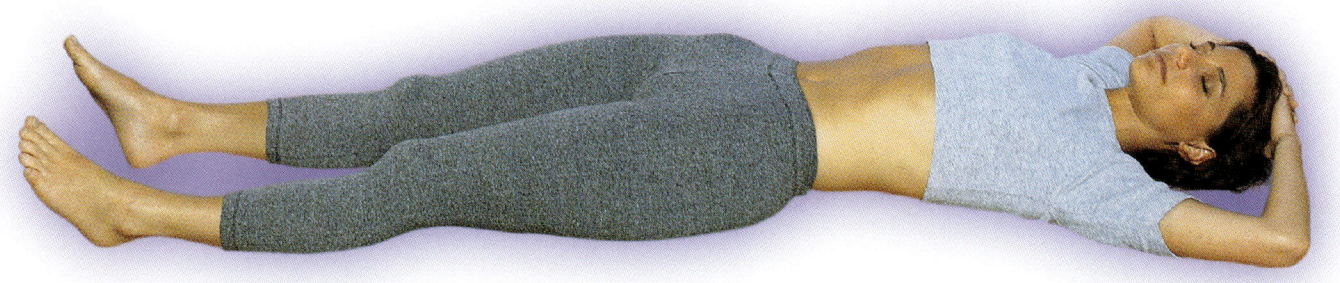

Die Handflächenmitten liegen bei der meditativen Harmonisierung des Kronen-Chakras (5) direkt über dem Scheitel. Aus den Händen fließt dabei unter völliger Entspannung die Energie in den höchsten Punkt des Körpers über.

Übungsprogramm für das Kronen-Chakra

1 ◎ Lockern Sie sich, schütteln Sie Arme und Beine aus, setzen Sie sich aufrecht auf den Boden, und stimmen Sie sich dann einige Minuten mit der Wechselatmung ein (siehe Kasten Seite 24).

2 ◎ Machen Sie im Vierfüßlerstand insgesamt siebenmal die Übung »Pferderücken/Katzenbuckel« (siehe Kasten Seite 26).

3 ◎ Bergstellung: Ausgangsstellung ist der Schneidersitz. Schließen Sie die Augen, heben Sie die gestreckten Arme seitlich nach oben, bis sich die Handflächen über dem Kopf berühren. Die Finger weisen nach

oben, die Wirbelsäule sollte leicht gestreckt werden. Atmen Sie in dieser Haltung einige Male tief durch, und lösen Sie die Stellung dann wieder. Versuchen Sie, die Stellung mit der Zeit einige Minuten lang zu halten.

4 ◎ Setzen Sie sich aufrecht hin. Legen Sie die gestreckten Ringfinger aneinander, die anderen Finger werden verschränkt, wobei der rechte Daumen unter dem linken liegen sollte. Halten Sie die Hände in Höhe des Magens, und schließen Sie die Augen. Atmen Sie tief durch die Nase ein, und lassen Sie mit dem Ausatmen ein langes »Ooooom« ertönen. Wiederholen Sie dies insgesamt siebenmal, und konzentrieren Sie sich dabei auf Ihr Kronen-Chakra.

5 ◎ Meditative Harmonisierung des Sahasrara-Chakras: Legen Sie sich auf den Rücken, die Augen sind geschlossen, die Muskeln entspannt. Ihre linke Handfläche berührt den höchsten Punkt des Kopfes – den Scheitel; die rechte Hand legen Sie auf die linke. Atmen Sie entspannt ein und aus. Vertiefen Sie die Atmung ein wenig, und stellen Sie sich vor, dass Sie mit jedem Einatmen kosmische Energie aufnehmen und diese Energie mit jedem Ausatmen in Ihr Scheitelzentrum senden. Wiederholen Sie dies sieben Atemzüge lang,

und stellen Sie sich die Lebensenergie als hellviolettes oder kristallklares, strahlendes Licht vor, das von Ihren Handflächen aus in Ihren Kopf strömt. Lassen Sie dieses heilende Licht allmählich durch Ihren ganzen Körper strahlen. Legen Sie die Hände anschließend langsam auf den Boden zurück, und spüren Sie den wohltuenden Wirkungen der Übung noch eine Weile nach, bevor Sie die Augen wieder öffnen.

Die Übungsfolge hilft Ihnen, Ihre Spiritualität in höchstem Maße zu entwickeln. Versuchen Sie jedoch nicht, etwas zu erzwingen – Sie werden nichts erreichen können, was nicht von selbst zu Ihnen kommt. Die volle Entfaltung des Kronen-Chakras setzt die Harmonie der anderen Chakras voraus.

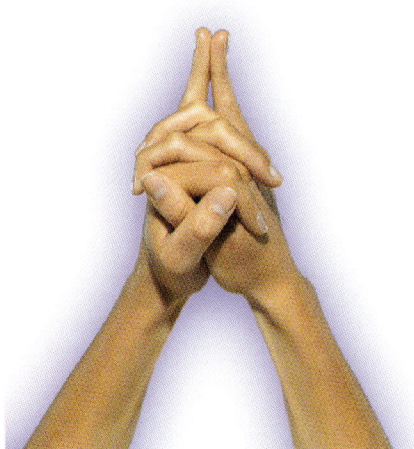

Das Mudra für das Kronen-Chakra (4) wird vor dem Solarplexus gehalten.

Affirmationen

Wiederholen Sie mehrmals täglich einen der folgenden Sätze (vor allem vor dem Einschlafen). Flüstern Sie die Affirmation dabei langsam und entspannt mindestens zehnmal:

◎ Ich bin bewusst.

◎ Ich öffne mich für die Erfahrung des reinen Seins.

◎ Ich verbinde mich mit dem Licht und dem Frieden Gottes.

Literaturempfehlungen

Avalon, Arthur: Die Schlangenkraft. Scherz, München 1978
Dürckheim, Karlfried von: Hara – Die Erdmitte des Menschen. Scherz, München 1983
Leadbeater, Charles W.: Die Chakras. Bauer, Freiburg 1986
Ozaniec, Naomi: Die Chakras. Aurum, Braunschweig 1993
Röcker, Anna Elisabeth: Atlas des ganzheitlichen Heilens. Ludwig, München 1998
Röcker, Anna Elisabeth: Übungseinheiten Yoga. Südwest, München 1998
Schwarz A./Schweppe R.: Bach-Blüten – Gesundheit für die Seele. MVG, München 1995
Schwarz A./Schweppe R.: Yoga easy. Humboldt, München 1994
Seitz, Anand Kaur: Kundalini-Yoga. Rowohlt, Hamburg 1999
Simpson, Liz: Chakra Healing. Gaia Books, London 1999
Yoga für alle Lebensstufen. Gräfe & Unzer, München 1985

Register

Über den Autor

Ausgebildet in der altindischen Yogaphilosophie hat sich der Autor Kalashatra Govinda besonders durch erfolgreiche Publikationen wie das Chakra Praxisbuch und Tantra einen Namen gemacht.

Bildnachweis

Alle Bilder stammen von Michael Nagy, München. Außer – Lauf Sabine, München: Titel; Museum für indische Kunst, Berlin: 2; Mendell Institut, Bruchsal: 14.

Die Illustrationen der Chakras stammen von Frau Anja Schwarz, München.

Hinweis

Das vorliegende Buch ist sorgfältig erarbeitet worden. Dennoch erfolgen alle Angaben ohne Gewähr. Weder Autor noch Verlag können für eventuelle Schäden, die aus den im Buch gemachten Hinweisen resultieren, eine Haftung übernehmen.

Impressum

© 2005 by Südwest Verlag, einem Unternehmen der Verlagsgruppe Random House GmbH, 81673 München
Alle Rechte vorbehalten.
Nachdruck – auch auszugsweise – nur mit Genehmigung des Verlags.

Redaktion: Jürgen Fischer
Bildredaktion: Gabi Feld
Umschlag: R.M.E. Eschlbeck/ Kreuzer/Botzenhardt

Gedruckt auf chlor- und säurearmem Papier

Printed in Slovakia

ISBN-10: 3-517-06948-5
ISBN-13: 978-3-517-06948-7

597/038160803X817 2635 4453 62

Glossar

Ajna-Chakra: Stirn-Chakra, das zwischen den Augenbrauen liegt und als Zentrum der Intuition und der Weisheit gilt.

Anahata-Chakra: Herz-Chakra, das in der Brustmitte lokalisiert ist und als Sitz der Liebe und Menschlichkeit gilt.

Asana: Körperstellung, Yogahaltung. Asanas dienen unter anderem der Entwicklung der Chakras.

Aura: »Ausstrahlung«; elektromagnetisches Spannungsfeld des Menschen, das für Eingeweihte sichtbar, normalerweise jedoch unsichtbar ist.

Chakra: Wörtl. »Rad« oder »Wirbel«. Feinstoffliche Energiezentren im Körper, die der Aufnahme und Speicherung von Lebensenergie (Prana) dienen.

Ida: Eine der drei wichtigsten Energiebahnen (Nadis) im Feinstoffleib. Ida ist das Symbol der weiblichen Mondenergie und verläuft vom Unterbauch senkrecht zum linken Nasenflügel.

Kundalini: Schlangenkraft, Spiralkraft, Urkraft (von sanskr. Kunda = Tümpel oder Sammelbecken). Die Kundalini ruht so lange im Wurzel-Chakra, bis sie durch spezielle Übungen erweckt wird, um dann durch den Zentralkanal (Sushumna) zum Kronen-Chakra aufzusteigen und die Verbindung mit dem kosmischen Bewusstsein herzustellen.

Manipura-Chakra: Solarplexus-Zentrum oberhalb des Nabels. Es repräsentiert die Gefühle und die Willenskraft.

Mantra: Worte oder Silben mit mystischer Kraft, die laut gesprochen oder nur gedacht der Konzentration des Geistes dienen. Mantras können auch zur Anregung der Chakra-Energien eingesetzt werden.

Muladhara-Chakra: Das im Bereich des Beckenbodens lokalisierte Wurzel-Chakra ist Zentrum der Erdverbundenheit und der Lebensenergie.

Nadis: Feinstoffliche Energiekanäle. Yogische Schriften beschreiben, dass der menschliche Körper von 72.000 derartigen Energiebahnen durchzogen ist.

Prana: Atem, Lebensenergie, Hauch des Lebens. Prana ist feinstoffliche Energie, die vorwiegend mit dem Atem aufgenommen wird. Sie dient den Zellen als Lebensenergie und wird vor allem im Solarplexusbereich gespeichert.

Pranayama: Wörtl. Kontrolle des Atems. Teils mit Visualisierungen verbundene Atemübungen des Yoga zur bewussten Lenkung des Prana.

Samadhi: Zustand tiefer Meditation, in dem die Dualität zwischen Subjekt und Objekt aufgehoben ist. Auflösung des Ich im kosmischen Überbewusstsein.

Sahasrara-Chakra: Scheitelzentrum; es liegt im Bereich und oberhalb des Schädeldachs und ist das Chakra der Spiritualität und Erleuchtung.

Shakti: Göttliche Gefährtin Shivas, die die Lebenskraft und das schöpferische, alles durchdringende weibliche Prinzip symbolisiert.

Shiva: »Der Gnädige«, neben Vishnu und Brahma eine der drei Hauptgottheiten des Hinduismus. Von vielen Hindus als höchster Gott verehrt, verkörpert er die Aspekte des Schaffens und Zerstörens und gilt als Repräsentant des kosmischen Bewusstseins.

Sushumna: Zentralkanal, Hauptkanal des feinstofflichen Leibes, auch »Pfad des Brahma« genannt, der die sieben Chakras miteinander verbindet. In ihm steigt die erweckte Kundalini auf.

Upanishaden: Sich-in-der-Nähe-Niedersetzen (zu Füßen eines Meisters). Mystische Schriften des Brahmanismus. Die ersten der zu den Veden gehörenden Werke entstanden bereits um 500 v. Chr. Die Upanishaden umfassen in etwa 150 Schriften, die sich mit dem Wesen des »Brahman«, der Weltseele, befassen.

Svadhisthana-Chakra: Sakral-Chakra, das im Bereich der Geschlechtsorgane lokalisiert ist und als Zentrum der Sexualität, Fortpflanzung und Vitalität gilt.

Vishuddha-Chakra: Das im Kehlkopfbereich liegende Hals-Chakra ist Zentrum der Kommunikation und Inspiration.

Yoga: Anspannen, Einschirren, Joch (gemeint ist das Einschirren der Seele an Gott). Die verschiedenen Arten des Yoga zielen darauf, körperlich-geistige Grenzen zu überschreiten, um sich in einem Zustand der Kontemplation von den Täuschungen der Sinne und den Irrungen der Gedanken zu befreien. In der Vereinigung mit dem Gegenstand der Erkenntnis liegt der einzig wahre Weg zur Erkenntnis.

Chakra	Stellung

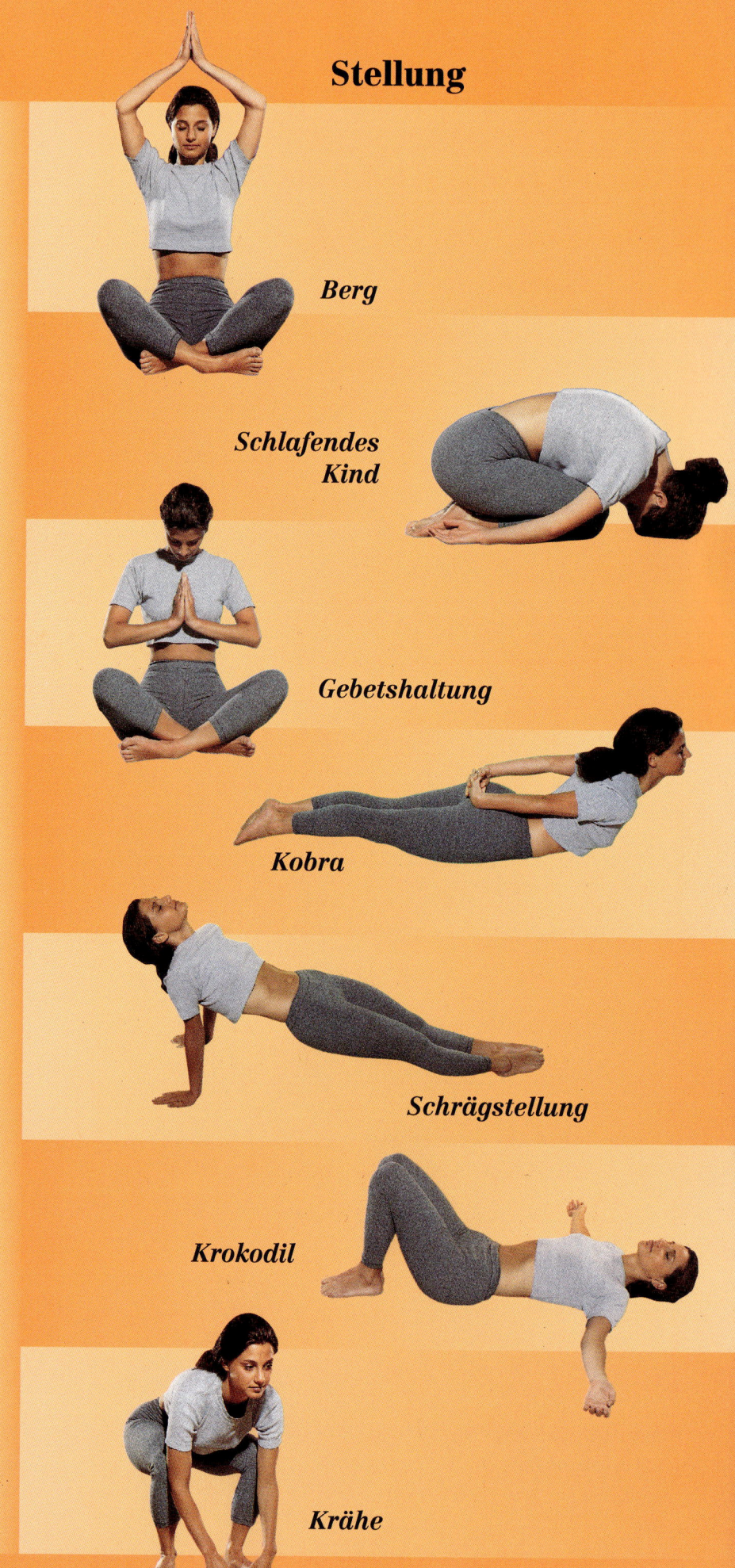

Kronen-Chakra

Sahasrara-Chakra

Berg

Stirn-Chakra

Ajna-Chakra

Schlafendes Kind

Hals-Chakra

Vishuddha-Chakra

Gebetshaltung

Herz-Chakra

Anahata-Chakra

Kobra

Nabel-Chakra

Manipura-Chakra

Schrägstellung

Sakral-Chakra

Svadhisthana-Chakra

Krokodil

Wurzel-Chakra

Muladhara-Chakra

Krähe